**Rita Weber**

# Reiki
## Den Himmel auf die Erde bringen

Ein praxisorientiertes Reiki-Lehrbuch.

## Zur Autorin

Rita Weber ist 1957 in Bönen geboren. Sie wuchs in einer Bergmannsfamilie auf. Schon als Kind spürte sie die feinstofflichen Welten.
Heute arbeitet sie als Entspannungspädagogin und Reikilehrerin. Sie möchte über diesen Weg den Menschen die feinstofflichen Welten wieder näher bringen. Ihre wichtigste Botschaft an die Menschen, die zu ihr finden ist: „Lerne, wieder Deiner inneren Stimme zu vertrauen und danach zu handeln".

## Zum Buch

Ich habe zu den einzelnen Reikigraden Übungen hinzugefügt, die helfen sollen, Licht in die verdrängten Schattenanteile (verdrängte Seelenaspekte) zu bringen.
Diese Übungen sollten von Menschen, die an starken psychischen Erkrankungen leiden, nur unter therapeutischer Begleitung durchgeführt werden.

**ISBN 3-89906-143-8**
Gesamtherstellung: Verlag videel OHG, Niebüll
Alle Rechte liegen bei der Autorin

Fotos von Barbara Bittner-Aperdannier
Fotos überarbeitet von Rita Weber
Umschlaggestaltung Rita Weber
Titelfoto überarbeitet von Webdesigner Kai Wisznewski

## **Danksagung**

Danke meinem lieben Mann,
der mich alle Jahre auf meinem Weg liebevoll begleitet hat.

Ohne ihn wäre ich heute nicht da, wo ich bin.
Gemeinsam sind wir stark.

Danke auch an alle Menschen, denen ich auf meinem
Lebensweg begegnet bin.

Von allen konnte ich lernen,
wenn es auch nicht immer gleich so offensichtlich war.

Danke.

# Inhalt

Vorwort ............................................................................ 8
Was ist Reiki? ................................................................. 12
Entscheidung für Reiki ................................................. 13
Die Einweihungen ......................................................... 14
Die Bausteine des Reiki ................................................ 15
Der 1.Grad ..................................................................... 15
Der 2.Grad ..................................................................... 16
Der 3.Grad ..................................................................... 17
Der Ursprung des Reiki ................................................ 18
Die Mönche von Tibet .................................................. 18
Dr. Usui .......................................................................... 19
Die 5 Lebensregeln von Dr. Usui zu Reiki ................. 20
Die Energiekörper und der Kanal ............................... 22
Der Ätherkörper ............................................................ 22
Der Emotionalkörper .................................................... 22
Der Mentalkörper ......................................................... 23
Skizze 1 .......................................................................... 24
Wie Blockaden und Krankheiten entstehen .............. 25
Durch Unterdrückung d. Gefühle u. der Individualität . 25
Durch Streß und Überforderung ................................. 26
Skizze 2 .......................................................................... 27
Blockaden lösen ............................................................ 28
Die Wirkung von Reiki auf den
verschiedenen Ebenen des Menschen ........................ 30
Auf der körperlichen Ebene ......................................... 30
Auf der energetischen Ebene ....................................... 31
Auf der emotionalen Ebene ......................................... 31
Auf der mentalen Ebene .............................................. 31
Weitere Erfahrungen mit Reiki ................................... 32

Zur Reikipraxis.................................................................35
Ganzkörperbehandlung....................................................40
Einstimmung vor der Reikisitzung..................................40
Abschluß nach der Reikisitzung......................................40
Die Handpositionen (Fotos).............................................41
Mit Reiki Streß abbauen..................................................53
Die Chakren......................................................................54
Skizze 3............................................................................54
Das 1.Chakra....................................................................56
Das 2.Chakra....................................................................57
Das 3. Chakra...................................................................57
Das 4. Chakra...................................................................58
Das 5. Chakra...................................................................58
Das 6. Chakra...................................................................59
Das 7. Chakra...................................................................59
Chakrenbehandlung und Chakrenausgleich mit Reiki...60
Die Entwicklungsmöglichkeiten mit dem 1. Grad.........64
Seele..................................................................................64
Der Weg zu Deiner wahren Natur...................................64
Das wichtigste auf dem Weg der Selbsterkenntnis.........65
Wie fühlt sich ein Mensch, der seine Erkenntnisse
nicht umsetzt?..................................................................66
Die Maske.........................................................................67
Die Maske entsteht..........................................................68
Wie sieht Deine Maske aus? (Übung)............................70
Zu Entspannungsübungen...............................................71
Lichtmeditation (Aurareinigung)....................................72
Erden (Übung).................................................................75
Begabung (Übung)..........................................................77
Reise durch die Chakren (Meditation)...........................79
Lichtkreis (Lichtarbeit für die Erde)..............................82

Die Entscheidung für den 2. Grad .................................. 86
Symbole ........................................................................ 87
Mantren......................................................................... 87
Zum Einsatz der Symbole............................................. 88
Das 1. Symbol............................................................... 90
Das 2. Symbol............................................................... 92
Das 3. Symbol............................................................... 94
Reinigung von Räumen................................................. 95
Zu Fernreiki.................................................................. 96
Fernreiki (Praxis).......................................................... 97
Andere Möglichkeiten mit Fernreiki............................. 99
Ganzkörperbehandlung................................................. 100
Harmonisieren und aufladen ........................................ 101
Zu Mentalheilung.......................................................... 101
Mentalheilung (Praxis).................................................. 104
Fernmentalheilung........................................................ 106
Arbeiten mit dem inneren Kind..................................... 106
Die Entwicklungsmöglichkeiten mit dem 2. Grad........ 108
Der Schatten.................................................................. 108
Die Schattenarbeit........................................................ 109
Reise in Deine Welt (Übung)........................................ 110
Reise zum Strand (Übung)........................................... 113
Schatten-Spiegelarbeit (Übung).................................... 116
Deinen Ängsten begegnen (Übung).............................. 117
Die Entscheidung für den 3. Grad................................ 122
Das 4. Symbol.............................................................. 122
Reikimeister zum Meister der Lebensenergie.............. 123
Die Rücknahme von Projektionen................................ 124
Von allen Vorstellungen loslassen................................ 124
Begleiterscheinungen in der Meditation
mit dem Symbol........................................................... 125

Erkenntnisse durch das Meistersymbol.......................... 127
Lernaufgaben, die als Lehrer auf Dich zukommen ..... 127
Der Umgang mit Problemen, die kommen können...... 128
Der Dauerredner............................................................ 129
Der Besserwisser........................................................... 130
Der ewig Jammernde..................................................... 131
Der Helfer (Helfersyndrom).......................................... 131
Der Schweigende........................................................... 132
Tips zur Gruppenarbeit.................................................. 132
Zur Ausbildung eines Reikilehrers ............................... 133
Makrokosmos (Meditation)........................................... 134
Ort der Stille (Meditation)............................................. 136

## Vorwort

Mit meinem 34. Lebensjahr fing für mich ein neuer Lebensweg an. Bis dahin hatte ich, wie viele andere Menschen, nur im Außen gelebt und mich unbewußt so verhalten, wie es andere von mir erwarteten. Ich versuchte, aus meinem „Leben" das Beste zu machen. Doch tief in mir spürte ich immer wieder eine starke Sehnsucht und eine Traurigkeit, die ich mir nicht erklären konnte. Eigentlich mußte ich doch glücklich sein, denn ich hatte drei gesunde Kinder, einen Mann, den ich liebte und der gut für mich sorgte.
Durch einen schweren Verkehrsunfall kam dann die große Wende in meinem Leben. Zur Ruhe gezwungen, konnte ich nicht mehr vor mir selbst davonlaufen. Eine Freundin kam mich besuchen und brachte mir ein Buch mit, daß von dem Leben nach dem Tod handelte. Wie gefesselt laß ich dieses Buch. Ich spürte tief in mir eine Resonanz. Es öffnete sich eine Tür. Meine innere Stimme sprach zu mir: „Schreibe Deine Träume auf". So fing ich an, Traumtagebuch zu führen. Zu diesem Zeitpunkt, lernte ich eine Frau mit Namen Toni kennen, die für mich in den nächsten Jahren zu meiner geistigen Lehrerin wurde. Sie lehrte mich die Symbolsprache, damit ich die Botschaften meiner Träume verstehen konnte und gab ihr Wissen an mich weiter. Ich erkannte in meinen Träumen eine Führung, der ich mich ganz anvertraute.
Nach und nach wurde mir bewußt, wie viel Schmerz in mir durch die Erfahrungen, die ich bisher gemacht hatte, gespeichert war. Viele falsche Verhaltensmuster und falsche Glaubenssätze, die über viele Generationen aus bestem Wissen weitergegeben wurden, und heute für mich nicht

mehr passend sind, bestimmten mein Leben. Ich war gar nicht mehr ich selbst. Als ich all das erkannte, wurde mir meine innere Trauer und Sehnsucht immer klarer. Ich beschloß, wieder ich selbst zu sein.

Ich besuchte in den folgenden Jahren viele Seminare, die mich auf meinem Weg weiter brachten und arbeitete alte Verletzungen auf. Immer mehr Frieden und Harmonie breitete sich in mir aus.

1995 lerne ich Reiki kennen. Reiki wurde für mich zu meinem Lebensweg. Durch die Energiearbeit ging vieles einfacher. Ich lernte eine Frau mit Namen Gabriele kennen, die immer einen Platz in meinem Herzen haben wird. Nach unserer ersten Einweihung in Reiki, praktizierten wir zusammen fast täglich bei anderen Menschen Reiki. Gabriele war zu diesem Zeitpunkt in der häuslichen Krankenpflege tätig. Wir besuchten in den nächsten Jahren viele Leute zuhause und machten mit Reiki viele Erfahrungen, die für mich ausschlaggebend waren, weiterzumachen.

Ich erkannte immer mehr, daß es notwendig ist, sich frei zu machen von falschen Glaubenssätzen und Verhaltensmustern, die heute nicht mehr passend sind. Es ist wichtig, durch Selbstwahrnehmung und Meditation zu seiner Wahrheit zu finden, damit Entwicklung stattfinden kann. Wenn wir uns selbst treu bleiben, geht es uns gut, wir sind gesund, erfüllt und nehmen unseren Platz im großen Ganzen ein.

Jeder von uns ist hier, um seine individuellen Lernerfahrungen zu machen. Was für mich wichtig und richtig ist, muß für einen anderen Menschen noch lange nicht auch so sein. Jeder Mensch ist ein individueller Ausdruck der göttlichen Energie. Viel Mut gehört zu diesem Weg.

Mein Lernen geht weiter, denn wir lernen bis zum letzten Atemzug. Die Lernaufgaben ändern sich nur immer wieder. Mußte ich vor einigen Jahren noch lernen, meine Aggressionen anzunehmen und positiv zu leben, so lerne ich heute, mein Wissen und meine Erfahrungen weiterzugeben.

In diesem Buch nun möchte ich meine Erkenntnisse über Reiki mitteilen. Jeden Tag, den ich mit Reiki verbringe, kommen neue Erkenntnisse dazu, die mein Leben und meinen Lebensweg bereichern.
In tiefer Dankbarkeit öffne ich mich für das Leben und seine Abenteuer.

*Mein Weg führt mich dahin, wo Gott mich haben will.*
*Sein Wille geschehe.*

# Reiki
# Der 1. Grad

### *Leben*

*Leben ist Tanz von Energien,
fortwährender Wandel.*

*Gott ist ewiges Sein,
so wie auch Du ewig bist,
denn Du bist ein Teil von Ihm.*

*Unendliches Meer von Energien,
Tanz des ewigen
　　　　　　　Seins.*

## Was ist Reiki?

Reiki ist ein Einweihungsweg in eine uralte tibetanische Heilmethode und ein Weg, Körper, Geist und Seele durch Energie- und Bewußtseinsarbeit wieder in Harmonie zu bringen, was die Voraussetzung für Gesundheit ist.

Das Wort Reiki heißt übersetzt in unserer Sprache „universelle Lebensenergie." Sie hat weder Form, noch einen bestimmten Inhalt und doch beinhaltet sie alles, denn sie ist keine polare Energie. Sie durchströmt alles was lebt. Kann diese Energie in ihrer Natürlichkeit fließen, führt sie zu Wachstum, Entwicklung und Harmonie. Das beste Beispiel dafür ist die Natur.

Ununterbrochen durchströmt uns diese Energie und durch unsere Gedanken, Gefühle und Taten bringen wir sie zum Ausdruck. Jeder von uns trägt damit eine große Verantwortung und sollte sich bewußt sein, wie er die Lebensenergie, die durch ihn strömt, zum Ausdruck bringt.

Reiki ist Energiearbeit in den feinstofflichen Energiekörpern und hat zum Ziel, Blockaden aufzulösen, damit die Lebensenergie wieder frei fließen kann.

Durch eine Einweihungstechnik, die vor einigen tausend Jahren von den Mönchen in Tibet entdeckt wurde, wird die Fähigkeit erlangt, Lebensenergie durch Handauflegen zu übertragen. Es wird erlernt, Energieblockaden zu erspüren und Störfelder zu erkennen, und diese mit Hilfe von Energieübertragung und Einsatz von Symbolen aufzulösen, um so den Energiehaushalt wieder zu harmonisieren. **So können wir selbst etwas für unsere Gesundheit dazu tun**.

Weiterhin wird erlernt, wie Blockaden entstehen. Da, wo im Körper eine Krankheit ist, ist das natürliche Fließen der

Lebensenergie blockiert und wir leben nicht im Einklang mit unserer Seele. Denn Körper, Geist und Seele sind eine Einheit.
Bei einer Einweihung in Reiki, die von einem eingeweihten Reikilehrer durchgeführt wird, werden die verstopften Energiekanäle wieder geöffnet und gereinigt, so daß nun wieder viel mehr Lebensenergie aufgenommen wird.
Diese Einweihungstechnik war bis Ende des letzten Jahrhunderts nur den Mönchen im Kloster und wenigen Auserwählten möglich.
Dank eines Japaners mit Namen Dr. Usui ist es seitdem möglich, daß alle Menschen, die sich für dieses Wissen öffnen, Zugang dazu haben.

## Entscheidung für Reiki

Wenn Du Dich entschlossen haben solltest, Dich in Reiki einweihen zu lassen, so ist es ratsam, den Reikilehrer vorher kennenzulernen. Spüre tief in Dir, ob es für Dich der Richtige ist. Erkundige Dich auch, was das Seminar an Lehrstoff beinhaltet und wie viele Unterrichtsstunden Du für Dein Geld bekommst. Zum Vorteil ist es auch, wenn die Gruppe nicht so groß ist. Der Reikilehrer kann sich dann viel intensiver auf den Einzelnen einlassen.

## Die Einweihungen

Zu jedem Einweihungsgrad gehört ein Einweihungsritual. Es setzt bestimmte Kräfte (Fähigkeiten) in uns frei. Jeder erlebt diese Einweihungen anders. Es hat etwas mit seinem Entwicklungsstand, in dem er sich befindet, zu tun.
Jede Einweihung bringt einen Entwicklungsschub mit sich, soweit man es geschehen läßt.
Dieser Entwicklungsschub löst einen inneren Reinigungsprozeß aus, der sich auch im Außen wieder spiegelt. Verdrängte Gefühle und Gedanken kommen nach und nach wieder ins Bewußtsein. Es kann sein, daß Du in den nächsten Wochen nach einer Einweihung vielleicht mal weinen mußt, oder so richtig wütend wirst. Jeder macht da andere Erfahrungen. Doch das geht vorbei und gehört zum Reinigungsprozeß dazu. Immerhin haben uns die unterdrückten Gefühle und Gedanken krank gemacht. Es ist gut, daß sie sich nun auflösen. **Es ist ein ganz natürlicher Prozeß.**
Mit jeder Einweihung kommen wir wieder mit einem bestimmten feinstofflichen Bereich von uns in Kontakt, den wir irgendwann einmal ganz oder teilweise verloren hatten. Ziel ist es, nach und nach alle Blockaden zu lösen, damit die Lebensenergie wieder in ihrer Natürlichkeit durch unseren Körper fließen kann.

# Die Bausteine des Reikisystems

## Der 1. Grad

Beim 1. Grad werden bei Dir 4 Einweihungen gemacht. Durch eine Energieübertragung wird der Reikikanal nach und nach wieder vollständig geöffnet und gereinigt. Gleichzeitig wirst Du wieder vollständig mit der Quelle verbunden.
Nach dem 4. Durchgang wird ein Schutz errichtet, der dazu dient, daß Du keine Krankheiten von Menschen aufnimmst, denen Du als Kanal dienst.
Mit der Einweihung in den 1. Grad kommst Du wieder bewußter in Kontakt mit Deinem Ätherkörper (Energiekörper) und Deinen Gefühlen. Du kannst Deinem Körper und auch anderen Menschen ganz bewußt durch Energieübertragung Lebensenergie zuführen und dadurch Blockaden lösen. Dein Werkzeug dafür sind Deine Hände.

## Lehrthemen des 1. Grades

Die Geschichte des Reiki, die Energiekörper und der Energiekanal, wie Blockaden entstehen, Ganzkörperbehandlung, Chakrenlehre und Chakrenausgleich, Wirkung von Reiki, weitere Anwendungsmöglichkeiten, Verantwortung und Entwicklungsmöglichkeiten mit Reiki, Energieblockaden erspüren.

## Die Entwicklungsmöglichkeiten des 1. Grades

Es geht darum, wieder ganz bewußt Verbindung zu Deiner Seele zu bekommen und die innere Stimme wahrzunehmen. Auch ist es wichtig, nach und nach wieder alle Gefühle anzunehmen und positiv zu leben.

## Der 2. Grad

Du wirst in drei Symbole und die dazugehörigen Mantren eingeweiht. Diese stehen symbolisch für Kräfte, die in jedem Menschen unbewußt, von Urbeginn an vorhanden sind. Durch die Einweihung werden diese Kräfte in Dir aktiviert, so daß Du sie ganz bewußt einsetzen kannst, wenn Du sie brauchst.
Wenn Du die Symbole und Mantren beim Reiki einsetzt, bekommt die Reikienergie dadurch eine bestimmte Wirkung und Schwingung.
Mit der Einweihung in den 2. Grad kommst Du wieder bewußter in Kontakt mit Deinem Mentalkörper und lernst ihn durch die Mentalheilung und Fernreiki ganz bewußt zu nutzen.

## Lehrthemen des 2. Grades

Die Kraft der 3 Symbole. Möglichkeiten und Anwendung der Symbole. **Praktisches Üben:** Raumreinigung, Reikibehandlung mit Symbolen, Mentalheilung, Fernreiki, andere Einsatzmöglichkeiten.

## Die Entwicklungsmöglichkeiten des 2. Grades

Es geht darum, nach und nach Deinen persönlichen Schatten aufzulösen. Du lernst, die Kraft Deiner Gedanken positiv einzusetzen.

## Der 3. Grad

Mit der Einweihung in das 4. Symbol kannst Du bewußt Kontakt zur Quelle herstellen, aus der wir alle kommen und andere Menschen wieder beständig mit der Quelle verbinden. Du wirst zum Bindeglied zwischen Himmel und Erde. Das 4. Symbol ist auch ein Meditationssymbol.

## Die Lehrthemen des 3. Grades

Die Kraft des 4. Symbols. Seminarleitung, Gesprächsführung, Erlernen der Einweihungstechnik, Lernaufgaben, die als Reikilehrer auf Dich zukommen. Umgang mit Problemen, die kommen könnten.

## Die Entwicklungsmöglichkeiten des 3. Grades

Es geht darum, die Einheit mit „allem" zu erkennen und Himmel und Erde zu vereinigen. „Wie oben so unten".

# Der Ursprung des Reiki

Die Geschichte des Reiki wurde bis vor einigen Jahren immer nur mündlich vom Lehrer zum Schüler weitergegeben und war geheim. Heute ist dieses Wissen kein geheimes Wissen mehr. Es ist in Büchern veröffentlicht worden. Nur die Einweihungen werden immer noch von einem eingeweihten Reikilehrer durchgeführt.
Hier nun die am weitesten verbreitete Geschichte vom Ursprung des Reiki. Ob es sich wirklich so zugetragen hat, kann niemand mit hundertprozentiger Sicherheit sagen. Doch ich meine, das ist auch gar nicht so wichtig. Meiner Meinung nach, ist dieses uralte Wissen auch nie verloren gegangen sondern mußte wieder neu entdeckt werden. Wenn wir in die Vergangenheit zurückschauen, sehen wir, daß es gar nicht möglich war, öffentlich dieses Wissen auszutauschen. Mann denke als Beispiel nur an die Hexenverbrennungen.
Ein neues Zeitalter hat begonnen. Heute ist es möglich, über altes Wissen, das früher geheimes Wissen war, sich öffentlich auszutauschen. Jeder Mensch, der offen dafür ist, hat heute Zugang dazu. Wir sind in der menschlichen Entwicklung einen großen Schritt nach vorne gegangen.

## Die Mönche von Tibet

Vor einigen tausend Jahren gab es in Tibet eine Gruppe von Mönchen. Sie hatten Kenntnis von den Energiekörpern, dem Energiekanal, den Chakren und dem Entstehen von Blockaden. Sie hatten entdeckt, daß der Kanal bei Menschen, die über viele Jahre meditieren, weiter geöffnet ist, als bei anderen Menschen und das diese viel mehr Energie aufnehmen können. Sie waren viel gesünder und konnten anderen Menschen sogar durch Handauflegen Energie übertragen.

Die Mönche suchten nach einer Möglichkeit, den Kanal zu öffnen und zu reinigen, ohne viele Jahre zu meditieren. Mit ihrer Frage ließen sie sich in tiefer Meditation auf den Kanal ein. Nach einiger Zeit empfingen sie Symbole, Mantren und eine Technik, mit der dieses möglich war. Sie probierten diese Technik zunächst nur unter sich aus, und sammelten viele Erfahrungen. Sie entdeckten, daß die Einweihungen einen inneren Reinigungsprozeß in Gang setzten und das sie fähig waren, Energie durch Handauflegen zu übertragen, um kranken Menschen zu helfen. Doch alles Wissen blieb hinter den Klostermauern. Diese Technik mit ihren Einweihungen hatte auch bis dahin noch keinen Namen.

## Dr. Usui

Ende des letzten Jahrhunderts machte sich ein Mann mit Namen Dr. Usui auf den Weg, um Zugang zu dem alten Wissen zu bekommen. Die Frage, wie Jesus durch Handauflegen heilen konnte, ließ in nicht los. Nach vielen Jahren der Suche fand er in alten Schriften Hinweise und Symbole, konnte aber nicht viel damit anfangen. Er stieg auf einen hohen Berg und ließ sich auf eine 21-tägige Meditation und Fastenzeit ein. Am letzten Tag sah er ein helles Licht auf sich zukommen. Er empfing eine geistige Einweihung, und das uralte Wissen der Mönche.

Er gab dieser Technik mit seinen Einweihungen den Namen Reiki. Viele Jahre sammelte Dr. Usui Erfahrungen. Er erkannte, daß Energieübertragung allein nicht ausreicht.
Der Mensch muß auch in seinem Denken und Handeln etwas ändern, um nicht erneut Energien zu unterdrücken.
Er empfing intuitiv 5 Lebensregeln, die zum Basiswissen des Reiki gehören. Diese Lebensregeln sollen uns helfen, zu einer positiveren Lebensführung zu kommen, was nicht nur unsere Lebensqualität verbessert, sondern auch die unserer Mitmenschen.
Zum weiteren Verlauf der Geschichte des Reiki findest Du in anderen Büchern über Reiki viele Informationen. (Siehe im Anhang weiterführende Literatur)

## Die 5 Lebensregeln zu Reiki von Dr. Usui

### 1. Für heute lasse alle Sorgen los.
Mit Gedanken und Gefühlen schaffst Du Deine Zukunft. Wenn Du Dir zum Beispiel immer wieder Sorgen machst, nicht genug Geld zu haben oder krank zu werden, wird es auch so kommen. Deine Gedanken und Gefühle werden Realität.
Wenn sich bei Dir Sorgen einstellen, lenke Deine Gedanken und Gefühle in eine positive Richtung.

### 2. Für heute lasse allen Ärger los.
Das heißt nicht, daß Du diese Gefühle unterdrücken sollst, denn dann wirst Du krank. Überprüfe, was Dich immer wieder ärgert und was **Du selbst** ändern kannst. Sei es in

Deinem Denken oder Handeln. Setze die Energie für eine positive Veränderung ein.

### 3. Sei dankbar für das, was Du erhältst.
Aus **allem** was im Leben auf Dich zukommt, kannst Du lernen. Alle Erfahrungen in Deinem Leben waren wichtig und richtig. Sie haben Dich zu dem gemacht, der Du heute bist. Wenn in Deinem Leben Erfahrungen auf Dich zukommen, bei denen Du fragst „warum", erkenne Deine Lernaufgabe. Versuche aus allem das Beste zu machen und zu lernen.

### 4. Verdiene Dein Brot mit ehrlicher Arbeit.
Lerne, in allen Lebensbereichen ehrlich zu sein. Was Du säst, das erntest Du. Sicherlich möchtest Du doch auch, daß man ehrlich zu Dir ist.

### 5. Begegne allen Wesen mit Liebe und Achtung.
Liebe Deinen Nächsten wie Dich selbst. Da, wo es Dir noch schwer fällt, da sind noch Lernaufgaben für Dich. Vielleicht ist da noch ein alter Schmerz, den Du noch nicht verarbeitet hast, oder der Mensch spiegelt Dir etwas wieder, was Du an Dir und damit auch an ihm ablehnst. Schaue immer wieder bei Dir.

*Für alles, was mir im Leben begegnet, bin ich selbst verantwortlich. Die Ursache dafür liegt in mir. Die Außenwelt dient mir als Spiegel meines Inneren.*

# Die Energiekörper und der Energiekanal

## Der Ätherkörper

Der Mensch besteht nicht nur aus seinem physischen Körper, er hat auch noch mehrere feinstoffliche Körper. Einer dieser Körper ist **der Ätherkörper**. Er nimmt in etwa den gleichen Platz ein, wie unser physische Körper. So wie der physische Körper durchzogen ist von Adern und Venen, so ist der Ätherkörper durchzogen von den Meridianen und Nadis, (Energiebahnen) über die unser Körper mit Lebensenergie versorgt wird.
**Im Ätherkörper liegt nun auch ein Kanal, über den wir Lebensenergie aufnehmen.**(Siehe Skizze1) Die Energie tritt an der höchsten Stelle über dem Kopf in den Kanal ein und wir geben sie über unsere Hände und Füße wieder ab. Es ist ein ständiges Fließen. Von diesem Kanal aus fließt die Lebensenergie in die Meridiane und Nadis, um über diese in die verschiedenen Körperbereiche zu gelangen.
Dieser Kanal ist bei einem neugeborenen Kind noch vollständig geöffnet. Es unterdrückt noch keine Gefühle und drückt seine ganze Lebendigkeit aus.

## Der Emotionalkörper

Über den Emotionalkörper nehmen wir uns selbst und unsere Umwelt über die Gefühle wahr. In ihm sind auch alle unsere unterdrückten Ängste, Aggressionen, Trauer usw. gespeichert. Wir spüren diese als Verspannungen und Enge. Diese angestauten Gefühle haben eine bestimmte Schwin-

gung, die wir nach außen senden. Sie ziehen gleiche Energieschwingungen aus der Umgebung an. So kommen wir immer wieder in unsere Ängste, Wut usw. hinein.
Aus diesem Kreislauf kommen wir nur heraus, wenn wir diese unterdrückten Energien ins Bewußtsein heben und auflösen. Auch ist es notwendig, in unserem Verhalten etwas zu ändern, um nicht wieder erneut Energien zu unterdrücken. Dazu gehört auch viel Mut.

## Der Mentalkörper

Über den Mentalkörper nehmen wir uns selbst und unser Umfeld über das Denken wahr. Er ist der Träger unserer Gedanken, Ideen, des logischen Denkens und des Unterscheidungsvermögens.
Hier empfangen wir auch die Botschaften unserer inneren Stimme, die unseren Lebensplan kennt. Diese Botschaften und auch die universellen Gesetze, kommen als Intuition und Impulse zu uns, um in die Tat umgesetzt zu werden.
Auch ist dieser Körper Speicher von Regeln (Programmen), die wir als Kind von unseren Eltern übernommen haben. Beispiele: *„So darfst du nicht reden, handeln, usw.",* *„Indianer kennen keinen Schmerz", „Das ist nicht gut genug, Du darfst dies nicht, Du darfst das nicht, usw."*
Solche Regeln (Programme) beeinflussen einen Menschen oft sein ganzes Leben.
Diese Regeln sind Einschränkungen, die uns daran hindern, die Impulse unserer inneren Stimme wahrzunehmen und zu leben. Dadurch kann die Lebensenergie nicht frei durch unsere Körper fließen und sich ausdrücken.

## Skizze 1

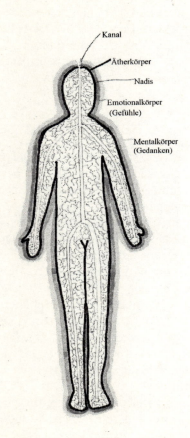

# Wie Blockaden und Krankheiten entstehen

## Durch Unterdrückung der Gefühle und der Individualität

In den ersten Lebensjahren macht ein junger Mensch viele Erfahrungen. Er erkennt, daß er von seinem Umfeld nicht so angenommen wird, wie er ist. Er macht zum Beispiel die Erfahrung: Wenn ich wütend bin, werde ich abgelehnt oder bestraft; wenn ich sage, was ich denke oder fühle, kommt wieder Strafe oder Ablehnung. Durch diese Erfahrungen fängt er an, Gefühle und Bedürfnisse zu unterdrücken. Auch Talente und Begabungen werden ins Unterbewußtsein verschoben und nicht gelebt.

Er übernimmt viele falsche Glaubenssätze und Verhaltensmuster von seinen Eltern, die über viele Generationen unbewußt weitergegeben wurden. Dadurch unterdrückt er viele Teile seines Selbst. Dies alles tut er, um dazu zu gehören und geliebt zu werden.

Viele Energieblockaden entstehen, der Kanal verstopft immer mehr und der Mensch trennt sich immer mehr von seinem wahren Selbst, von dem, der er wirklich ist. In allen Energiekörpern entstehen nach und nach immer mehr Blockaden. Der physische Körper wird in den Bereichen, die blockiert sind, nicht mehr genügend mit Lebensenergie versorgt. Werden die Blockaden nicht aufgelöst, entsteht Krankheit. (Siehe Skizze 2)

Im Alter von etwa 12-18 Jahren (Pubertät) beginnt eine Zeit, in der der junge Mensch alles auf den Kopf stellt, was er bisher von seinen Eltern und Lehrern übernommen hat. Er überprüft viele Glaubenssätze und Verhaltensregeln.

Schränken die Eltern ihn jetzt ein, so daß er nicht zu seiner Wahrheit finden darf, lebt er die übernommenen Verhaltensmuster oft sein Leben lang, was zu Einschränkung, Unzufriedenheit und Krankheit führt.

## Durch Streß und Überforderung

Streß, Lärm und Hektik bestimmen heute unser Leben. Täglich stürmen mehr Eindrücke auf uns ein, als wir verkraften können. Das gesunde Maß wird überschritten. Selbst im Urlaub geben wir dem Körper nicht die Entspannung und Ruhe, die er braucht, um sich wieder regenerieren zu können. Unbewußt spannen wir uns an, um uns vor diesen vielen Einflüssen, die auf uns einströmen, zu schützen. Muskelverspannungen, geistige Überaktivität und starke Unruhe entstehen.
Dauerhafter Streß führt zur Schwächung des Immunsystems und das vegetative Nervensystem kommt aus dem Gleichgewicht, was sich auf das ganze Körpergeschehen auswirkt. (Herz-Kreislaufbeschwerden, Herzrhythmusstörungen, kalte Hände und Füße, Störungen im Magen und Darmbereich).
Körper, Geist und Seele sind in Disharmonie.
Auch falsche Ernährung und Bewegungsmangel können zu Energieblockaden und Krankheit führen.

## Krankheit auf den verschiedenen Ebenen

Auf der körperlichen Ebene ist ein Schnupfen ein Schnupfen und ein Tumor ein Tumor. Im Energiekörper sind ein

Schnupfen und ein Tumor eine Energieblockade. Im Gefühlskörper sind beide Erkrankungen unterdrückte Gefühle. Und im Mentalkörper sind beide Erkrankungen falsche Glaubenssätze, die das natürliche Fließen der Lebensenergie behindern.
**Sie sind oft die wahre Ursache von Krankheiten.**
**Heilung kann nur geschehen, wenn alle Ebenen des Menschen mit einbezogen werden.**

**Skizze 2**

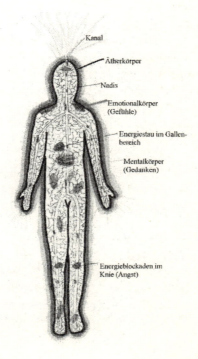

## Blockaden lösen

Nun gibt es viele verschiedene Möglichkeiten, die Blockaden in den verschiedenen Energiekörpern zu lösen. Beispiele: Die Akupunktur, die Akupressur, Thai Chi und Qi Gong-Übungen und auch Reiki.
Bei der Akupunktur ist das Wissen über die Meridiane und seine Funktion die Voraussetzung, um sie praktizieren zu können. Zur Zeit ist es nur Ärzten und Heilpraktikern erlaubt, die Akupunktur auszuüben. Sie müssen dafür lange und viel lernen.
**Reiki kann wirklich jeder machen, weil es so einfach ist**. Es sind keine bestimmten Vorkenntnisse nötig. Mit dem 1. Grad, der wenigstens 14 Unterrichtsstunden beinhalten sollte, bekommst Du das Basiswissen und die Fähigkeit, Blockaden durch Energieübertragung aufzulösen. Mit jedem Einweihungsgrad wächst Du immer mehr in diese Arbeit hinein. Das wichtigste sind dabei Deine eigenen Erfahrungen.

Wichtig ist auch die Botschaft einer Krankheit zu erkennen. Sie zeigt immer an, daß Du nicht im Einklang mit Deiner Seele bist. Lebensenergie ist blockiert.

**Beispiele:**
**Bei Halsproblemen frage Dich:** Was kann ich nicht mehr schlucken, warum habe ich so einen Hals (Wut), wo sage ich nicht, was ich denke oder nicht mehr will usw.
**Bei Kopfschmerzen frage Dich:** Worüber zerbreche ich mir den Kopf, sind bei mir Kopf und Gefühle nicht in Balance?

Jedem Körperbereich ist ein Lebensbereich zugeordnet. Ist in einem Deiner Körperbereiche eine Krankheit, so ist das eine Botschaft für Dich und zeigt Dir, daß Du in dem dazugehörigen Lebensbereich Lebensenergie unterdrückst. Wenn Du in Deinem Denken und Handeln etwas änderst, bilden sich nicht immer wieder erneut Blockaden.
(Siehe die Bücher von Ruediger Dahlke: Krankheit als Sprache der Seele, Krankheit als Symbol).

## Die Wirkung von Reiki auf den verschiedenen Ebenen des Menschseins

**Reikienergie wird kanalisiert.** Wenn Du jemandem Reiki gibst, dann fließt die Energie durch den Kanal, der durch die Einweihung gereinigt wurde. **Du gibst keine Energie von Dir ab.** Der Körper des Menschen, dem Du Reiki gibst, zieht sich soviel Energie aus Deinen Händen, wie er braucht. Durch das Fließen während der Energieübertragung bekommst Du auch zusätzlich Energie. So wird Dich eine Reikisitzung nicht erschöpfen.

### Die Wirkung von Reiki auf der körperlichen Ebene

Bei Reiki richten wir unsere Aufmerksamkeit, die sonst fast nur nach außen auf unser Umfeld gerichtet ist, wieder auf den eigenen Körper und nach innen. Anspannungen, Gefühle und Bedürfnisse werden wieder bewußter wahrgenommen. Durch das Fließen von Reiki kommt der Körper in eine tiefe Entspannung. Es kommt zu einer Harmonisierung des vegetativen Nervensystems, was sich positiv auf das ganze Körpergeschehen auswirkt.
Die körpereigenen Selbstheilungskräfte werden aktiviert, und fördern so Heilungsprozesse. Es kommt zum Abbau von Streß.
Giftstoffe und Ablagerungen, die sich im Körper befinden, werden nach einer Reikisitzung über die Ausscheidungsorgane (Blase, Darm, Haut, Atem) ausgeschieden. (Reinigungsprozeß).

## Die Wirkung von Reiki auf der energetischen Ebene

Der Ätherkörper wird wieder angefüllt mit Energie. Energieblockaden, die sich in diesem Körper befinden, lösen sich durch das vermehrte Fließen auf. Über dem Ätherkörper wird dem materiellen Körper wieder vermehrt Lebensenergie zugeführt. Auch fließt die Energie von diesem Körper aus weiter, in den Gefühls- und Gedankenkörper. Die Aura wird gestärkt und so zu einem Schutzschild vor Fremdenergien und Krankheit.

## Die Wirkung von Reiki auf der emotionalen Ebene

Durch Reiki werden verdrängte Gefühle wieder freigesetzt. Es kann sein, daß Du weinen mußt, oder Du spürst Wut oder Traurigkeit. Das ist ein ganz natürlicher Prozeß und sollte nicht unterdrückt werden, da es sonst wieder zu Blockaden kommt. (Reinigungsprozeß).
Unterdrückte Gefühle stehen immer in Verbindung zu Muskelanspannungen.

## Die Wirkung von Reiki auf der mentalen Ebene

Durch Reiki kommt auch der Geist zur Ruhe. Dadurch wird es möglich, daß Dir falsche Glaubenssätze oder einschränkende Verhaltensmuster bewußt werden, die oft die wahre Ursache einer Krankheit sind. In dem Dir diese bewußt werden, hast Du die Möglichkeit, in Deinem Denken und

Handeln etwas zu ändern, damit Deine Lebensenergie wieder frei fließen kann.

**Du siehst, Reiki wirkt auf alle Ebenen des Menschseins und darüber hinaus.**

## Weitere Erfahrungen mit Reiki

Es ist möglich, daß nach einer Reikisitzung eine Spontanheilung eintritt. Doch darauf hast Du keinen Einfluß. Es hat etwas mit dem Lebensplan und der Lernbereitschaft des Menschen zu tun, der Heilung erfährt. Du bist „nur" der Kanal.
Auch kann es sein, daß nach mehreren Reikisitzungen keine Heilung eintritt. Nach der Reikisitzung geht es ihm vorübergehend besser, doch schnell sind die alten Beschwerden wieder da. Es liegt an dem Menschen selbst, weil er vielleicht nicht lernen will. Er sträubt sich gegen jede Veränderung. **Es hat nichts mit Dir als Kanal zu tun.**

Bei Menschen, die öfter Reiki bekommen, verändert sich die Wahrnehmung. (Voraussetzung ist, es geschehen zu lassen, sich dafür auch öffnen). Sie werden wieder sensibler für die eigenen Bedürfnisse und haben wieder mehr Zugang zur inneren Stimme.
Auch entwickeln sie immer mehr Mitgefühl für ihr Umfeld. Das Verantwortungsgefühl für das eigene Leben wird bewußt und wächst zunehmend.

Durch tägliches Praktizieren von Reiki kommst Du in einen Zustand von Ruhe, Harmonie und Zufriedenheit, was sich positiv auf Dein ganzes Leben auswirkt. Du kannst viel gelassener mit allem umgehen. So schnell bringt Dich nichts mehr aus Deiner Mitte. Dein Handeln wird immer öfter vom Herzen geleitet.

Reiki unterstützt alle möglichen Heilverfahren wie Heilfasten, Körperarbeit, Schulmedizin usw. Der Heilungsprozeß wird positiv unterstützt, weil Reiki auf den Ebenen wirkt, auf denen Medikamente keine Wirkung haben, weil viele auf den materiellen Körper beschränkt sind.

## Reiki bei Menschen, die sich im Sterbeprozeß befinden

Menschen, die im Sterbeprozeß sind, kämpfen oft bis zum letzten Atemzug, was ihren Lösungsprozeß vom Körper zunehmend erschwert. Der Sterbeprozeß wird zur Qual. Reiki hilft dem Sterbenden bei diesem Übergang. Er hört auf zu kämpfen und kann sich leichter vom Körper lösen. Reiki dient ihm als Brücke zwischen den Welten.

## Reiki bei Krebskranken

Bei Menschen, die an Krebs erkrankt sind, ist oft der Einsatz von Chemotherapie oder Strahlentherapie notwendig. Dabei kommt es zu starken Nebenwirkungen, wobei auch das ganze Energiesystem geschwächt wird. Sie fühlen sich an, wie ein Eisklotz.

Aus Erfahrungen mit Menschen, die an Krebs erkrankt waren, habe ich beobachtet, daß diese sich nach solchen Therapien mit Reiki viel schneller regenerierten. Ideal wäre, wenn diese Menschen während einer Chemotherapie alle zwei Tage mit Reiki behandelt würden.

## Weitere Anwendungsmöglichkeiten

Mit Reiki ist es möglich, Wasser und Nahrungsmittel mit Energie aufzuladen. Heutzutage werden Obst und Gemüse viel zu früh geerntet. Dadurch enthalten sie nicht die Lebensenergie, die sie bei normaler Reife hätten. (Aufnahme durch die Sonne). Mit Reiki können wir dieses etwas ausgleichen.

Auch kannst Du kranken Pflanzen und Tieren mit Reiki helfen.

**Bedenke!**
**Nur eine Energieübertragung allein führt nicht zur bleibenden Heilung. Es ist auch notwendig, in seinem Denken und Handeln etwas zu verändern, da sonst immer wieder erneut Energie unterdrückt wird.**
**Du kannst Blockaden mit Reiki auflösen, aber beständige Heilung tritt erst ein, wenn Du auch im Leben etwas änderst.**

## Zur Reikipraxis

Um sich gut entspannen zu können, ist ein ruhiger Raum sehr wichtig. Er sollte nicht zu hell sein. Wichtig ist, daß Du bei der Reikisitzung nicht gestört wirst, da es sonst durch das Erschrecken zu Herzrasen und Unruhe kommen kann. Es kommt zu einem erhöhten Adrenalinspiegel. Der Körper wird auf Kampf oder Flucht eingestellt. Eine tiefe Entspannung ist dann kaum noch möglich. Falls du Familie hast, sollte vorher eine Absprache gemacht werden, um Störungen zu vermeiden. Entspannende Musik und Düfte fördern die Entspannung, müssen aber nicht sein.

Vor jeder Reikisitzung solltest Du Deinen Schmuck ablegen, Ringe, Uhr, usw., da metallische Gegenstände das Fließen der Energie behindern können.

Wenn Du einer anderen Person Reiki gibst, achte immer darauf, daß Du Bodenkontakt hast.

Praktiziere Reiki in Stille. Wenn Du jemanden Reiki gibst und ihr dabei Gespräche führt, wird der Mensch vom Wesentlichen abgelenkt. Erkenntnisse, die aus seinem Innern kommen, kann er dann nicht wahrnehmen. In der Stille kommt es zu einer viel tieferen Entspannung und dementsprechend ist dann auch die Wirkung. Nimm Dir Zeit für Gespräche nach einer Reikisitzung.

Wenn Du von einer Position zur nächsten gehst, führe dies ganz sanft aus. Du bist im Energiefeld des anderen Menschen. Durch hektische Bewegungen kommt es zu unruhigen

Energiebewegungen im Energiefeld, die in tiefer Entspannung als störend empfunden werden können. Eine tiefere Entspannung ist dann kaum noch möglich.

Halte Deine Gedanken während der Energieübertragung rein. Sei mit Deinem ganzen Sein bei diesem Menschen, oder bei Dir, wenn Du Dir Reiki gibst.

Wenn Du jemandem als Reikikanal dienst, kann es sein, daß Du in einem Körperbereich Schmerzen bekommst. Du spürst vielleicht den Schmerz des anderen, oder durch das Fließen drückt die Energie bei Dir auf eine Blockade und will sie auflösen.
**Wenn bei Dir Schmerzen auftauchen, lenke sie mit Deiner Aufmerksamkeit nach unten zu Deinen Füßen und lasse sie in den Boden fließen.** Du kannst das auch mit einem inneren Bild unterstützen, indem Du Dir den Schmerz als dunkle Stelle vorstellst. Visualisiere vor Deinem inneren Auge, wie sich die dunkle Masse durch das Fließen der Energie auflöst und wie schmutziges Wasser nach unten durch die Füße in den Boden abfließt.

**Höre immer auf Deine Intuition**. Sollte Dir Deine innere Stimme einen Körperbereich oder ein Organ nennen, dann halte nicht an den Positionen fest, sondern gehe mit Deinen Händen zu diesem Bereich. Wahrscheinlich wird gerade da Energie benötigt.

Wenn Du einem sehr kranken Menschen Reiki gibst, ist es gut, wenn Du anschließend duscht. In solchen Fällen kommt doch schon mal Mitleid bei Dir auf. Wenn wir Mitleid empfinden, ist es möglich, daß wir Fremdenergien aufnehmen. Deshalb sollte man anschließend duschen oder eine Aurareinigungsmeditation machen.

Es ist wichtig, daß Du bei einer Reikisitzung mit Deinem Willen draußen bleibst. Sonst nimmst Du anderen Krankheiten ab und hast sie dann selbst. Diene als Kanal, es geschieht, was geschehen soll und darf.

Energieblockaden fühlen sich kalt an. Bei vielen Menschen sind die Knie sehr kalt (gefrorene Gefühle). Der Körper strahlt spürbar Kälte ab. Es bedarf oft mehrerer Behandlungen, bis die Blockaden sich ganz auflösen. Du kannst dies auch mental unterstützen, indem Du Dir vor Deinem inneren Auge vorstellst, wie sich unter Deinen Händen die dunkle Masse durch das Fließen der Energie auflöst und über die Füße nach unten in den Boden abfließt.

Einen Energiestau fühlst Du als Hitze. Viele Menschen leben fast nur über den Kopf. Ihnen qualmt im wahrsten Sinne der Kopf. Die Balance zwischen Verstand und Gefühl ist gestört. Um ihren Kopf herum spürst Du Hitze und der Bauch ist oft ganz kalt. Versuche die Energien auszugleichen. (Chakrenausgleich)

Du mußt nicht immer eine Ganzkörperbehandlung machen. Bei Schmerzen kannst Du auch nur Energie in den Bereich übertragen, wo Störfelder sind, oder einen Energieausgleich machen. Den größten Nutzen hat jedoch die Ganzkörperbehandlung.

Nimm Dir jeden Tag eine Stunde Zeit für Dich und praktiziere Reiki. Wenn es uns gut geht, tritt dies schnell in den Hintergrund. Doch lasse es nicht geschehen. Reiki sollte zu einem festen Bestandteil Deines Lebens werden. Dazu gehört auch Selbstdisziplin. Nur wenn es Dir gut geht, kannst Du auch für andere dasein.
Durch tägliches Praktizieren kommst Du immer mehr in Kontakt mit Deiner inneren Stimme und Deinen Bedürfnissen, die Du sonst vielleicht nicht wahrgenommen hast. Wenn Du diese Erkenntnisse im Leben umsetzt, wirst Du immer häufiger einen Zustand von innerem Frieden, Harmonie und Ruhe erfahren.

**Wichtig**
Wenn Du anderen Menschen Reiki gibst, weise sie darauf hin, daß Du „nur" als Kanal dienst und keine heilende Tätigkeit ausübst. Durch die Energieübertragung werden **körpereigene Selbstheilungskräfte** aktiviert. Du gleichst lediglich das Energiefeld aus und überträgst Energie. **Heilung erfolgt durch die körpereigenen Selbstheilungskräfte und durch das Umsetzen der Erkenntnisse des Menschen.** Stelle keine Diagnosen. Bei schweren Erkrankungen sollte immer auch ein Arzt oder Heilpraktiker aufgesucht werden.
**Reiki ersetzt keine Arztbesuche, sondern sollte als eigenständige Gesundheitsvorsorge und zur eigenen Unterstützung bei ärztlichen Heilbehandlungen eingesetzt werden.**

## Empfindungen bei einer Reikisitzung

Jeder Mensch, der als Reikikanal dient, spürt das Fließen der Energie während der Übertragung anders. Der eine fühlt vielleicht Wärme aus seinen Händen fließen, der andere fühlt vielleicht ein Kribbeln in seinen Handflächen.

Auch Menschen die Reiki bekommen, haben unterschiedliche Empfindungen. Der eine spürt vielleicht Wärme oder Hitze in seinen Körper fließen, ein anderer ein leichtes Kribbeln. Es gibt auch Menschen, die bei der ersten oder zweiten Sitzung noch nichts spüren, obwohl sie viel Energie aufnehmen.

# Ganzkörperbehandlung

## Einstimmung vor der Reikisitzung

Lege beide Hände vor Deinem Herzen zusammen, oder auf Dein Herzzentrum und gehe mit Deinem Bewußtsein nach innen. Bitte Gott, Buddha oder das universelle Bewußtsein (jedem seiner Religion oder seinem Glauben entsprechend) um **Schutz** und **Führung,** und bitte für diesen Menschen, dem Du Reiki geben möchtest, um **Heilung,** soweit es geschehen darf. Stelle Dir nun mit Deinem inneren Auge vor, wie weißes Licht in Deinen Kopf einströmt, es fließt weiter bis in Dein Herzzentrum, breitet sich weiter aus, strömt weiter in beide Arme, bis runter in Deine Hände. Beginne dann bei der ersten Position.
Diese Einstimmung solltest Du **immer** machen, bevor Du Reiki praktizierst. Dadurch wird der Schutz aktiviert, der bei der Einweihung in Reiki errichtet worden ist.
Achte während der Energieübertragung auf Deine Gedanken, sei mit Deinem ganzen Sein bei diesem Menschen, oder bei Dir, wenn Du Dir Reiki gibst.

## Abschluß nach der Reikisitzung

Lege beide Hände vor Deinem Herzen zusammen, oder auf Dein Herzzentrum und bedanke Dich für **Schutz**, **Führung** und **Heilung,** soweit es geschehen durfte. Danke.

## Die Handpositionen

Deine Hände müssen nicht unbedingt genauso, wie auf den Fotos aufgelegt werden. Lege sie so auf die Körperbereiche auf, daß es für Dich angenehm und bequem ist. Ob Deine Finger nun in die, oder eine andere Richtung zeigen, spielt überhaupt keine Rolle. Am besten ist es immer, wenn Du Deiner Intuition vertraust.

### Rückenlage

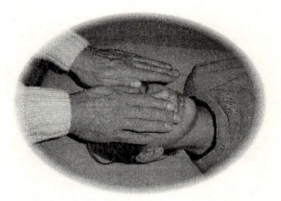

Position 1
Lege beide Hände über das Gesicht.
(Augen, Nase, Nebenhöhlen,)

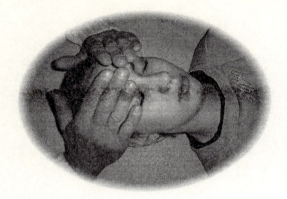

Position 2
Lege beide Hände von den Schläfen an, auf die Kopfseiten

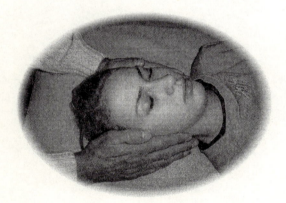

Position 3
Lege beide Hände über die Ohren

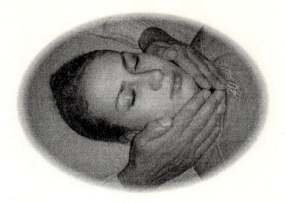

Position 4
Lege beide Hände über den Hals

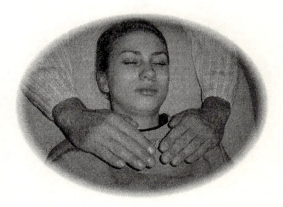

Position 5
Lege beide Hände auf die Bronchien

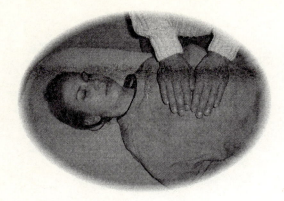

Position 6
Lege beide Hände auf das Herzchakra

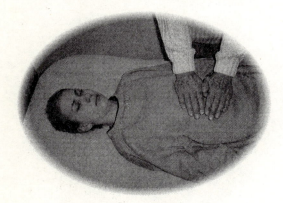

Position 7
Lege beide Hände auf den Solarplexus

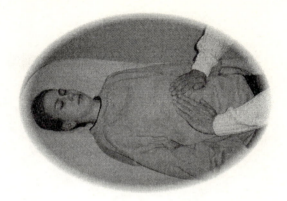

Position 8
Lege eine Hand auf die rechte Körperseite unter dem Rippenbogen, auf Leber und Galle, und die andere auf die linke Seite, auf Milz und Bauchspeicheldrüse

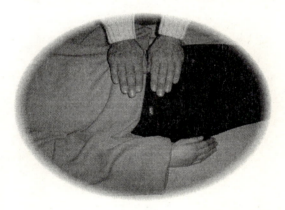

Position 9
Lege beide Hände auf das Sakralchakra im Unterbauch

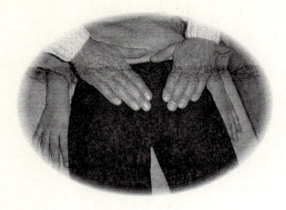

Position 10
Lege beide Hände auf die Leisten

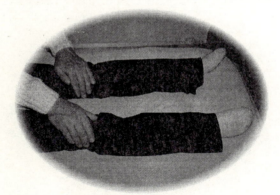

Position 11
Lege beide Hände auf die Knie

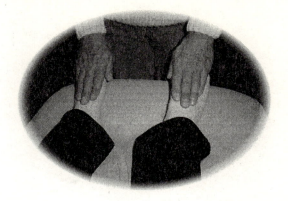

Position 12
Lege beide Hände auf die Fußrücken

Streiche nun 3 mal ganz sanft von oben nach unten über die Aura. Dann streiche über der Mitte des Körpers mit einer Hand vom Schambein an aufwärts hoch bis zur Unterlippe. (Energiestrich über dem Gouverneursgefäß).

## Bauchlage

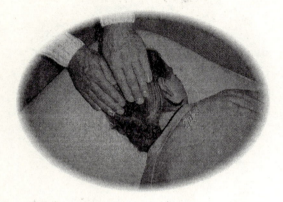

Position 1
Lege beide Hände auf den Hinterkopf

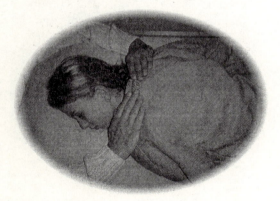

Position 2
Lege beide Hände auf den Nacken-Schulterbereich

## Reiki

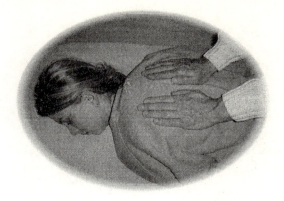

**Position 3**
Lege beide Hände auf die Lungenflügel

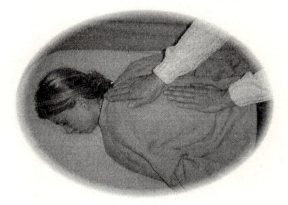

**Position 4**
Lege beide Hände untereinander auf die obere Wirbelsäule

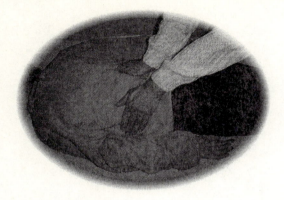

Position 5
Lege eine Hand auf die rechte Niere und
die andere auf die linke Niere

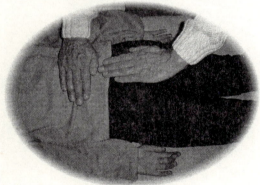

Position 6
Lege eine Hand auf das Steißbein und die andere darüber
(T-Position)

# Reiki

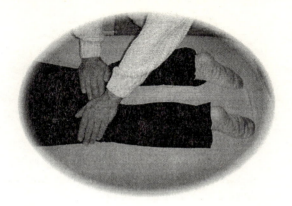

Position 7
Lege beide Hände auf die Kniekehlen

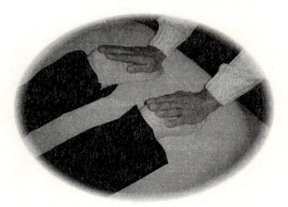

Position 8
Lege beide Hände auf die Fußsohlen

Streiche nun 3 mal sanft von oben nach unten über die ganze Aura. Dann streiche mit einer Hand vom Steißbein an, über der Mitte des Körpers nach oben bis über den Kopf zur Oberlippe. (Energiestrich über dem Gouverneursgefäß)

Das Zentral- und das Gouverneursgefäß sind zwei wichtige Energiebahnen im Energiesystem des Menschen und verlaufen auf der Körpermitte.
Bei Überforderung und Dauerstreß schalten wir unbewußt diese Energiebahnen ab (machen dicht), was sich störend auf das ganze Energiesystem auswirkt. Durch den Energiestrich werden die Bahnen wieder angeschaltet.

## Mit Reiki Streß abbauen

Stimme Dich auf Reiki ein.
1. Lege Deine Finger auf beide Stirnhöcker in der Mitte auf der Stirn (wirkt auf den Magenmeridian).
(ca. 5 Min.)
2. Lege beide Hände seitlich auf die Kopfseiten (Balance der Gehirnhälften).
( ca. 5 Min.)
3. Lege eine Hand auf die Stirn, und die andere auf den Hinterkopf(Antistreßposition).
(ca. 5 Min.)
4. Lege beide Hände auf den Solarplexus (Harmonisierung des vegetativen Nervensystems).
( ca. 5 Min.)
5. Lege beide Hände auf die Thymusdrüse (Aktivierung des Immunsystems).
(5 Min.)
6. Chakrenausgleich von 2+6 (Gefühl und Verstand).
( ca. 2 Min.)
7. Streiche 3 mal von oben nach unten über die Aura.

8. Energiestrich über der Mitte des Körpers nach oben.

## Die Chakren

Die 7 Chakren sind Energietore und befinden sich im Ätherkörper (Energiekörper), in dem auch die Energiebahnen (Meridiane und Nadis) sind.

**Skizze 3**

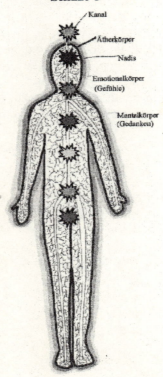

Über diese Energietore nehmen wir von außen Lebensenergie auf, die dann über die Energiebahnen (Meridiane, Nadis) zu den einzelnen Organen und Körperbereichen fließt und diese versorgt. Gleichzeitig geben wir auch Energie in Form von Gefühlen und Gedanken nach außen hin ab. Es ist ein ständiges Fließen von Aufnehmen und Abgeben.

Jedes der 7 Chakren ist mit einem bestimmten Teil des Gehirns verbunden. Der Idealfall wäre, wenn bei einem Menschen die Chakren vollständig geöffnet wären. Er würde sein volles Potential leben und verwirklichen.

Leider ist das nicht so. Der Mensch von heute hat seine Chakren nur teilweise geöffnet, und nur ein geringer Teil seines Gehirns ist aktiv. Sein Bewußtsein ist ganz stark begrenzt und nur noch auf materielle Dinge ausgerichtet.

Erfahrungen, die er schon früh in der Kindheit und Jugend gemacht hat, haben dazu geführt, daß er seine Chakren unbewußt zusammengezogen hat.

Wenn die Chakren nicht richtig geöffnet sind, werden Organe oder Körperbereiche nicht mehr genügend mit Lebensenergie versorgt, was auf Dauer zu Krankheit führt.

**Stelle Dir eine Blume vor, die zu wenig Wasser und Licht bekommt. Sie wird nie die Größe und Schönheit erreichen, die sie könnte.**

Indem Du Deine Aufmerksamkeit auf die Chakren lenkst und sie mit Reiki versorgst, können sich diese entspannen und nach und nach wieder öffnen. Dein Körper wird wieder besser mit Lebensenergie versorgt und entspannt sich.

Gedanken und Gefühle, die sich angesammelt haben und unterdrückt wurden, werden nun bewußt und können losgelassen werden. Es kann sein, daß Du noch einmal einen alten Schmerz erinnerst und weinen mußt. Das ist ein ganz natürlicher Vorgang, der zum Reiki dazugehört. Habe keine Angst und lasse es geschehen. **Es kommt immer nur so viel wie Du verarbeiten kannst.**

Jedes Chakra versorgt einen bestimmten Körperbereich mit Energie. Wenn Du zum Beispiel mit dem Magen Beschwerden hast, dann lasse Reiki in das Solarplexuschakra fließen, denn dieses Chakra versorgt auch den Magen mit Energie. Auch werden jedem Chakra Farben und Lernaufgaben zugeordnet.
Das gesamte Wissen der Chakren füllt mehrere Bücher. Hier als Einstieg zu jedem Chakra eine kleine Tabelle. Im Anhang findest Du Hinweise für weiterführende Literatur zum Thema.

## Das 1. Chakra

**Sitz:** Im Schritt zwischen Anus und Genitalien. Es öffnet sich nach unten.
**Farbe:** Rot
**Element:** Erde
**Drüse:** Nebennieren
**Körperliche und organische Zuordnung:** Alles Feste wie Knochen, Wirbelsäule, Muskeln, Zähne, Nägel, Beine, Füße
**Erkrankungen:** Alle Erkrankungen der Knochen, nicht richtig geerdet sein, schlechte Zähne
**Lernaufgaben:** Wille zum Leben, mit beiden Beinen im Leben stehen, Deinen Weg gehen, sich durchsetzen können, eine gesunde Beziehung zur materiellen Welt, ohne abhängig von materiellen Dingen zu sein, loslassen, was

man nicht mehr braucht, arbeiten, für sich und die Familie sorgen, Fortpflanzung,

## Das 2. Chakra

**Sitz:** Im Unterbauch, einige Zentimeter über dem Schambein
**Farbe:** Ein leuchtendes Orange
**Element:** Wasser
**Drüse:** Eierstöcke, Hoden
**Körperliche und organische Zuordnung:** Nieren, Blase, Prostata, Hoden, Gebärmutter, Eierstöcke
**Erkrankungen:** Erkrankungen der Nieren und der Blase, Unfruchtbarkeit, Zyklusstörungen, Erkrankungen der Hoden und der Prostata, Gebärmuttererkrankungen
**Lernaufgaben:** Deine Sexualität annehmen und leben, genießen von...., Lust auf....., Spaß haben, Kreativität, offen sein für Neues im Leben

## Das 3. Chakra

**Sitz:** Einige Zentimeter über dem Bauchnabel
**Farbe:** Ein leuchtendes helles Gelb
**Element:** Feuer
**Drüse:** Bauchspeicheldrüse
**Zugeordnete Organe:** Magen, Leber, Galle, Milz, Dickdarm, Dünndarm, vegetatives Nervensystem

**Erkrankungen:** Magengeschwüre, Gastritis, Diabetes, Gallensteine, Verdauungsstörungen, Erkrankungen der Leber und Galle, Angst, vegetative Störungen
**Lernaufgaben:** Gesunde Grenzen setzen, Gefühle verarbeiten, alle Lernaufgaben, die mit dem Thema Macht zu tun haben: Erkennen, wieviel Macht wir anderen über uns gegeben hatten, die eigene Macht leben, ohne Machtmißbrauch auszuüben, aus Erfahrungen lernen, andere Menschen gefühlsmäßig wahrnehmen

## Das 4. Chakra

**Sitz:** In der Mitte der Brust, zwischen beiden Brüsten
**Farbe:** Ein leuchtendes helles Grün
**Element:** Luft
**Drüse:** Thymusdrüse
**Zugeordnete Körperbereiche und Organe:** Brustkorb, Herz, Lunge, Blutkreislauf, Haut, Hände
**Erkrankungen:** Herzerkrankungen, Hautkrankheiten, Lungenentzündung, ständig kalte Hände
**Lernaufgaben:** Mitgefühl mit anderen haben, Liebe, Selbstlosigkeit, Nähe, auf die Stimme des Herzens hören

## Das 5. Chakra

**Sitz:** Ein bis zwei Zentimeter unter dem Kehlkopf
**Farbe:** Ein leuchtendes helles Blau
**Element:** Äther

**Drüse:** Schilddrüse
**Zugeordnete Körperbereiche und Organe:** Hals, Bronchien, Rachen, Kehlkopf, Nacken- und Schulterbereich, Stimmbänder, Schilddrüse
**Erkrankungen:** Bronchitis, Halsentzündungen, Nacken und Schulterbeschwerden, Über- oder Unterfunktion der Schilddrüse, Stoffwechselstörungen
**Lernaufgaben:** Deine Gedanken und Gefühle zum Ausdruck bringen, Kommunikation, Reden, Schweigen, Geben, Nehmen

## Das 6. Chakra

**Sitz:** Zwischen den Augenbrauen
**Farbe:** Indigoblau
**Drüse:** Hypophyse
**Zugeordnete Körperbereiche und Organe:** Kopf, Augen, Nase, z. T Nervensystem, Gehirn, Gesicht
**Erkrankungen:** Migräne, Sehstörungen, Erkrankungen der Stirn- und Nebenhöhlen
**Lernaufgaben:** Intuition, Erkennen der kosmischen Gesetze im Leben, Erkenntnis Deines Lebensplanes, ganzheitliches Sehen

## Das 7. Chakra

**Sitz:** Über der höchsten Stelle des Kopfes
**Farbe:** Lila und auch Weiß

**Drüse:** Zirbeldrüse
**Körperliche Zuordnung:** Keine
**Erkrankungen:** Gefühl von allein sein, oder gespalten sein
**Lernaufgaben:** Verbundenheit mit der Quelle, dem universellen Bewußtsein, Erkenntnis der Schöpfung

# Chakrenbehandlung und Ausgleich mit Reiki

Jedes der sieben Chakren ist mit einem anderen Chakra über einen Energiekanal verbunden. Das erste Chakra mit dem siebten, das zweite mit dem sechsten Chakra, und das dritte mit dem fünften Chakra.

Du kannst mit Reiki die Chakren untereinander ausgleichen, indem Du sie mit Deinen Händen verbindest. (Siehe Fotos) Durch den Cakrenausgleich kommt es wieder zu Harmonie zwischen Kopf und Bauch, denken und fühlen.

## Chakrenausgleich
### Praxis

Lasse erst in jedes der sieben Chakren für einige Minuten Reiki fließen. Beginne mit dem Scheitelchakra und ende mit dem Wurzelchakra. Dann gleiche die Chakren untereinander aus.

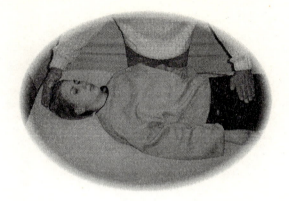

Position 1
Lege eine Hand auf das Wurzelchakra und die andere Hand auf das Kronenchakra.

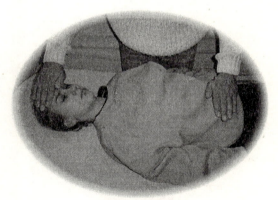

Position 2
Lege eine Hand auf das Sakralchakra und die andere Hand auf das Stirnchakra.

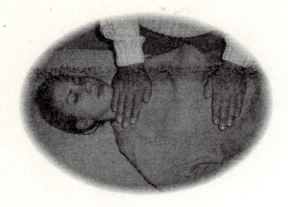

Position 3
Lege eine Hand auf das Solarplexuschakra und die andere
Hand auf das Halschakra.

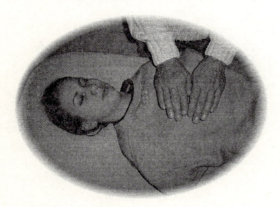

Position 4

Nachdem Du die Chakren ausgeglichen hast, lasse nun mit beiden Händen Reiki in das Herzchakra fließen. Anschließend streiche drei mal über die Aura und beende mit dem Energiestrich.

*Der Regenbogen ist die Verbindung zu Gott. Er verbindet Himmel und Erde. Durch Deine Chakren möchte sich das Göttliche im Irdischen manifestieren.*

# Entwicklungsmöglichkeiten mit dem 1. Grad

## Seele

Deine Seele, Dein wahres Selbst ist in einem paradiesischen Bewußtseinszustand, jenseits der Dualität. Da ist kein Bewerten, Ablehnen oder Verurteilen. Die Seele ist heil.
Nur da, wo der Mensch mit seinem Bewußtsein nicht im Einklang mit seiner Seele ist, wird er krank. Das natürliche Fließen der Energien ist blockiert.

## Der Weg zu Deiner wahren Natur

Jeder Mensch ist da, wo er in seiner Entwicklung steht, richtig. Versuche nicht etwas von Dir, oder einem anderen Menschen zu verlangen, was für Dich oder ihn noch nicht möglich ist. Wir können auf unserem Weg immer nur einen Schritt nach dem anderen tun. Ein Kind kann im ersten Schuljahr auch keine Rechenaufgabe aus der 10 Klasse lösen.
Finde **Deine Wahrheit**. Alles was Du hörst oder liest überprüfe. Spüre in Dich hinein. Du spürst es tief in Dir, ob es Deiner inneren Wahrheit entspricht.
Glaube nicht alles was man Dir erzählt. Jeder Mensch kann immer nur seine Wahrheit aus seiner Entwicklungsstufe heraus weitergeben. Beispiel das Hochhaus: Ein Mann steht im dritten Stockwerk am Fenster und beschreibt, was er sieht. Im siebten Stockwerk steht ebenfalls ein Mann und

beschreibt, was er sieht. Beides ist richtig. Sie teilen beide ihre Wahrnehmung mit, **ihre Wahrheit.**
Weißt Du, in welchem Stockwerk Du Dich mit Deiner Wahrnehmung befindest? Deshalb sei immer offen für neue Informationen. Behalte, was Du davon gebrauchen kannst, und den Rest lasse los. (Wie Dein Körper es macht, mit der Nahrung, die Du zu Dir nimmst).

*Wenn der Mensch seiner Wahrheit treu bleiben würde und jeden anderen mit seiner Wahrheit so sein lassen könnte, ohne zu missionieren oder zu manipulieren, wäre die Erde viel friedvoller.*

## Das wichtigste auf dem Weg der Selbsterkenntnis ist, seine Erkenntnisse im Leben umzusetzen.

Beispiel: Wenn Du erkannt hast, daß Du immer viel zu viel gearbeitet hast und viel zu wenig Freizeit hattest, dann sorge für mehr Freizeit, um Dir etwas Gutes zu tun. Nun ist es möglich, daß gerade jetzt, da Du etwas ändern möchtest, Dein Chef Dich mit noch mehr Arbeit zupackt. Er spiegelt Dir noch einmal Dein altes Verhaltensmuster. Du selbst hattest Dich bisher auch immer mit zuviel Arbeit zugepackt. Jetzt ist es an Dir, gesunde Grenzen zu setzen und das richtige Maß an Arbeit und Freizeit zu finden. Das Umsetzen ist eine Deiner Lernaufgaben in Deinem Leben. Hast Du gelernt, kommt die nächste Lernaufgabe............

## Wie fühlt sich ein Mensch, der seine Erkenntnisse nicht umsetzt?

Wir wollen bei dem Beispiel zu wenig Freizeit bleiben. Wenn Du nun diese Erkenntnis nicht umsetzt, wird sich in Dir Unzufriedenheit und Wut entwickeln. Der nicht gelebte Teil (Freizeit, Spaß, Entspannung) will gelebt werden. Du wirst vielleicht wütend auf Deinen Chef und gibst ihm die Schuld für Dein zu vieles arbeiten. Oder es ist Dein Partner, wenn er mehr verdienen würde, dann könntest Du weniger arbeiten. Du projizierst den Grund, warum Du nichts änderst nach außen. Doch der Grund liegt in Dir. Vielleicht sind da noch Ängste vor Ablehnung oder nicht genug Geld zu haben usw.

Setzen wir auf Dauer unsere Erkenntnisse nicht um, kommt es zu Krankheit. Du bekommst vielleicht eine Grippe und holst Dir so Deine Auszeit von der Arbeit. Nur kannst Du jetzt diese Freizeit nicht so genießen, der Hals tut weh usw. Auch kannst Du nicht machen was Du willst (Schwimmen oder Kino).

*Wie im Innen so auch im Außen. Das, was wir im Außen wahrnehmen, ist auch in uns. Alles ist Energie. In dieser Welt, in der wir leben, haben verschiedene Energien verschiedene Formen angenommen.*

*Wir Menschen nehmen nur noch die Formen wahr, die Energie dahinter sehen und spüren wir nicht mehr. Es wird Zeit, daß wir erwachen.....*

## Die Maske

Wer bin ich eigentlich wirklich? Wo komme ich her und wohin gehe ich, wenn ich sterbe? Irgendwann im Leben tauchen bei fast jedem diese, oder ähnliche Fragen auf. Doch immer wieder verdrängen wir diese Fragen, die tief aus unserem Innern kommen.

Unser Leben ist fast nur noch nach außen orientiert. Es dreht sich fast nur noch um materielle Dinge. Du wirst danach bewertet, ob Du ein Haus hast, ob Du gut aussiehst, welches Auto Du fährst usw. **Du selbst lebst auch diese Muster, ohne Dir dessen bewußt zu sein**.

Früh in der Kindheit haben sich viele Verhaltensmuster und Glaubenssätze gebildet, die Dich heute im Leben daran hindern, Du selbst zu sein. Dein Verhalten ist oft nur noch davon geprägt, anderen zu gefallen und angenommen zu werden. Du sagst oft ja, wenn Du nein sagen möchtest. Du übst Tätigkeiten aus, obwohl Du tief in dir spürst, daß es nicht gut für Dich ist und bist mit Menschen zusammen, die Dir nichts Gutes tun. Du übst vielleicht eine Arbeit aus, die schon lange nicht mehr zu Dir paßt.

**Deine Seele** sendet Dir schon einige Zeit Signale, die Du entweder verdrängst oder schon gar nicht mehr wahrnimmst.

Bei allem was Du aus Deinem Leben machst, bleibt diese innere Leere und Unzufriedenheit weiter bestehen. Diese Gefühle bringen Dich letztendlich wieder zurück auf Deinen Weg, zu Deinem wahren Selbst.

## Die Maske entsteht

Ein neugeborenes Kind bringt am Anfang seines Lebens noch sein ganzes Sein zum Ausdruck. Es schreit so laut es kann, wenn es Hunger hat oder sich nicht wohl fühlt. In den nächsten Jahren macht der junge Mensch viele Erfahrungen. Er erkennt, wenn er nicht so spurt, wie die Erwachsenen es von im verlangen, wird er abgelehnt.
Er fängt an Rollen zu spielen und ist nicht mehr er selbst. **Die Maske entsteht.** All dies macht er um Anerkennung und Liebe zu bekommen und um dazu zu gehören. Immer öfter lebt er nur noch die Maske. **Er entfernt sich immer weiter von sich selbst.** Bei vielen Menschen geht es mit den Jahren so weit, daß sie nur noch die Maske leben und sich mit ihr identifizieren. **Sie haben die Verbindung zu ihrem Ursprung fast ganz verloren.**
Für eine bestimmte Zeit Deines Lebens war die Maske Dein Schutz und eine Möglichkeit, von anderen geliebt und angenommen zu werden, und um zu überleben.
Doch irgendwann kommt bei jedem die Zeit, von dieser Maske loszulassen und auch nach außen hin der zu sein, der man wirklich ist.
**Meistens ist es eine Krankheit oder ein Gefühl der Leere, das uns wieder auf den für uns richtigen Weg führt.**

## Wie sieht Deine Maske aus?

Die Maske kann bei jedem Menschen ein anderes Aussehen haben. Der eine ist vielleicht nur noch lieb und nett. Ein

anderer setzt vielleicht einen bösen Blick auf, um sich so zu schützen.
Wie sieht Deine Maske aus?
Der Clown, der alle zum Lachen bringt? Der Helfer der immer da ist? Der Intellektuelle, der alles weiß? Der Ängstliche? Der Kranke? usw.

## Der Weg zurück

Als erstes ist es wichtig, von der Maske zu wissen. Jeder von uns trägt eine. Du lächelst, doch da drinnen bei Dir, bist Du vielleicht ganz traurig. Spüre täglich in Deinen Körper hinein. Wie fühlt er sich an? Ist er gesund?
Lerne Deine Gefühle wieder mehr wahrzunehmen, bei Dir zu sein, anstatt Dir immer nur Gedanken zu machen, was der andere vielleicht über Dich denkt. Lerne bei Dir zu bleiben. Sage nein, wenn Du etwas nicht möchtest.
**Erkenne Deine Maske.** Je weniger Du die Maske lebst und bei Dir bleibst, je näher kommst Du wieder zu Deinem wahren Selbst. Du wirst immer öfter Frieden, Zufriedenheit und Glückseligkeit, die aus dem Herzen kommt, empfinden.
**Das Licht in Deinem Herzen weist Dir dann Deinen Lebensweg.**

## Die Maske
**Übung**

1. Gehe in die Entspannung: Stelle in Gedanken einige Mal die Frage: Wie sieht meine Maske aus? Lasse ein Bild entstehen.

2. Male Deine Maske.

3. Schreibe alles auf, was Dir zu Deiner Maske einfällt.

4. Welche Teile Deines Selbst hast Du durch das Leben der Maske verdrängt und nicht gelebt? Schreibe auf (Bewußt machen, auch Gegenpole).

Beispiele: Der Clown ist nach außen hin immer gut drauf. Er unterdrückt seine Traurigkeit und Aggressionen.
Der Helfer, der immer für alle da ist. Er unterdrückt oft seine eigenen Bedürfnisse, für die er ja keine Zeit mehr hat, weil er immer nur für andere da ist. Auch kann er nicht nein sagen.
Der Schlaue, der immer nur über seinen Kopf lebt. Er trennt sich von seinen Gefühlen. usw.

Die Maske hat über viele Jahre Energie bekommen. Du selbst hast sie geschaffen. Wenn Du nun nach und nach Du selbst wirst, und die Maske weniger Energie bekommt, kann es sein, daß innere Unruhe auftritt (Entzug). Die Maske mit ihren alten Mustern will Energie.
Halte durch, das ist jetzt ganz normal, und geht vorbei.
Bleibe Dir treu.

## Zu Entspannungsübungen

Es gibt viele verschiedene Möglichkeiten, in eine tiefe Entspannung, die als Vorbereitung für die Übungen, die in diesem Buch vorgestellt werden, zu kommen. Hier nun eine Atemübung.

### Übung
Lege Dich nun ganz bequem hin,
schließe Deine Augen und lasse Dich ein auf Deinen Atem,
spüre wie Dein Atem kommt und geht.
Du spürst den Boden unter Dir,
Du fühlst dich sicher und getragen von der Erde.

1. Lege Deine Hände auf Deinen oberen Brustkorb.
Spüre, wie sich unter Deinen Händen Dein Brustkorb beim atmen hebt und wieder senkt.
2-3 Minuten

2. Lege Deine Hände seitlich auf Deinen Rippenbogen.
Spüre, wie sich Dein Rippenbogen beim atmen ausdehnt.
2-3 Minuten

3. Lege beide Hände auf deinen Bauch unter dem Nabel.
Spüre, wie sich Dein Bauch beim atmen hebt und wieder sengt.
2-3 Minuten

Nach jeder Meditation oder tieferen Entspannung, solltest Du Dich einige Male bewußt recken und strecken und dabei Deine Muskeln anspannen. Atme auch einige Male tiefer ein und aus. Es kann sonst vorübergehend eine leichte Benommenheit und Müdigkeit zurückbleiben. Dein Körper war in einer sehr tiefen Entspannung, ähnlich dem Schlaf. Dabei sinkt der Blutdruck leicht, die Atmung wird flacher und die Atemzüge reduzieren sich, und auch die Muskulatur entspannt sich.

Indem Du Deine Muskeln wieder bewußt anspannst, und die Atmung verstärkst, schaltest Du Deinen Körper wieder an, und kehrst ins Tagesbewußtsein zurück. Die Tiere machen uns dies täglich vor. Denke an eine Katze. Wenn sie erwacht, reckt und streckt sie sich, bevor sie aufsteht.

## Lichtmeditation
### Zur Aurareinigung und Aurastärkung

Diese Übung solltest Du täglich einmal machen, um Dich von Fremdenergien zu befreien und um Deine Aura zu stärken.

Täglich sind wir so vielen Energien, die um uns herum sind, ausgesetzt. Ist unsere Aura geschwächt, schwingen wir schnell mit anderen mit und sind anfälliger für fremde Energien.

Du hast vielleicht auch schon mal erlebt, daß Du mit guter Laune nach Hause gekommen bist und Dein Partner nicht gut drauf war. In wenigen Augenblicken veränderte sich Dein Zustand und Deine gute Laune war dahin. Deine Aura war nicht stark genug und die Schwingungen Deines Partners sind auf Dich übergegangen. Mit einer gestärkten Aura passiert Dir das nicht so schnell.

## Übung

Setze Dich ganz bequem hin und schließe Deine Augen.
Spüre auch ganz bewußt den Kontakt von Deinen Füßen
oder Deinem Gesäß zum Boden.
Du fühlst Dich sicher und geerdet.
Wandere nun mit Deiner Aufmerksamkeit nach oben,
zur höchsten Stelle über Deinem Kopf.
Stelle Dir nun vor, weißes Licht strömt in Deinen Kopf ein
und alle dunklen Schatten lösen sich auf,
fließen nach unten hin ab, wie schmutziges Wasser.
Und das weiße Licht fließt weiter durch Deinen Hals,
auch hier lösen sich alle dunklen Schatten auf,
und fließen nach unten hin ab.
Das Licht ist wie eine reinigende Dusche,
und das schmutzige Wasser fließt nach unten zu Deinen
Füßen.
Durch Deine Füße gibst Du es ab in den Boden.
Immer weiter strömt das Licht in Dich ein,
und fließt nun auch in Deinen Brustkorb und in beide Arme.
Auch hier lösen sich nach und nach durch das weiße Licht
alle dunklen Schatten auf.
Fließen wie schmutziges Wasser ab.
Das Licht strömt nun auch in Deinen Bauch und
Beckenraum,
und auch hier lösen sich alle dunklen Schatten auf
und fließen nach unten durch Deine Füße in den Boden.
Weiter strömt das Licht dann in Deine Beine und Füße.
Und auch hier lösen sich alle dunklen Schatten auf,
fließen ab, wie schmutziges Wasser.
Vor Deinem inneren Auge siehst Du Dich nun eingehüllt,

in Deiner ovalen weißen Aura.
Lasse nun noch für einige Zeit das weiße Licht in Deine
Aura fließen um sie zu stärken.
Vor Deinem inneren Auge siehst Du Dich eingehüllt,
in Deiner schützenden Aura.
Sie wird nun heller und heller.
Wenn Du das Gefühl hast, daß es gut ist, beende die Übung.
Spüre wieder ganz bewußt Deinen materiellen Körper.
Spüre auch den Kontakt zum Boden.
Lasse vor Deinem inneren Auge die Wurzel erscheinen,
(Siehe Übung Erden)
Du fühlst Dich verbunden mit der Erde.
Recke und strecke Dich,
atme einige Male tiefer ein und aus und öffne Deine Augen.

## Erden

Diese Übung soll Dir helfen, Dich richtig zu erden. Viele Menschen sind heute nicht mehr richtig geerdet. Sie haben viel zu wenig Bewegung, was das erste Chakra aktiviert. Auch leben sie fast nur noch über den Kopf.
Wenn Du nicht richtig geerdet bist, zeigt sich das so: Du kannst nicht mehr für einige Minuten an einer Stelle stehen, bist wackelig auf den Beinen, kannst Dich nicht auf eine Sache konzentrieren und schweifst immer wieder ab. Du hast das Gefühl, zwischen den Welten zu schweben, bist vergeßlich und bekommst das, was um Dich herum ist, nicht richtig mit.
Praktiziere diese Übung, so oft es Dir möglich ist. Ideal wäre es täglich ein mal.

## Übung

Setze Dich bequem hin und schließe Deine Augen.
Richte nun Deine Aufmerksamkeit auf Dein erstes Chakra, das sich zwischen Anus und Genitalien befindet.
Spanne diesen Bereich für einige Atemzüge an und halte die Spannung,
und nun lasse wieder los, so das sich der Bereich wieder entspannt.
Wiederhole diese Übung einige Male.
Lasse nun aus Deinem Chakra eine Wurzel wachsen.
Vor Deinem inneren Auge siehst Du, wie die Wurzel wächst, und wächst,
erreicht den Boden unter Dir,

dringt in den Boden hinein,
wächst immer weiter und weiter.
Bis zum Mittelpunkt der Erde.
Vor Deinem inneren Auge siehst Du nun die leuchtende rote
Erdenergie von Mutter Erde.
**Nimm mit Deiner Wurzel diese rote Energie auf und
ziehe sie nach oben.**
Sie steigt immer höher auf,
höher und höher steigt sie in Deiner Wurzel aufwärts.
Sie kommt bei Deinem ersten Chakra an,
strömt ein, in Deine Beine bis runter in Deine Füße.
Steigt dann auf in Deinen Beckenraum und wird dort zu
einem leuchtenden Orange.
Steigt weiter aufwärts in Deinen Oberbauch, und wird da zu
einem leuchtenden Gelb.
Strömt weiter aufwärts zu Deinem Herzzentrum,
breitet sich aus zu einem leuchtenden hellen Grün.
Fließt weiter aufwärts zu Deinem Hals, und wird da zu
einem leuchtenden hellen Blau.
Und weiter fließt die Energie aufwärts zu Deinem
Stirnzentrum, und wird da zu einem Indigoblau.
Strömt weiter aufwärts zur höchsten Stelle an Deinem Kopf
und wird zu einem Lila, Weiß.
Richte Deine Aufmerksamkeit nun noch einmal zurück zu
Deinem ersten Chakra.
Vor Deinem inneren Auge siehst Du Dich tief verwurzelt
mit Mutter Erde.
Du spürst den Boden unter Deinen Füßen.
Du fühlst Dich sicher und geerdet.
Beende die Übung und komme mit Deiner Aufmerksamkeit
langsam wieder zurück ins Hier und Jetzt.

## Begabung

Jeder Mensch hat bei seiner Geburt eine Begabung, ein Talent mitgebracht. Etwas, was er besonders gut kann und ein Aspekt seiner Seele ist. Wenn er diese Tätigkeit ausübt, hat er kein Gespür mehr für Raum und Zeit. Diese Übung soll Dir helfen, Deine Begabung zu erkennen, und die Tür zu öffnen. Die Erkenntnis kommt in der Symbolsprache. Beispiel: Du siehst eine Schreibmaschine. Dein Talent ist vielleicht das Schreiben von Geschichten oder Gedichten. Oder Du siehst viele Gärten mit Blumen und Pflanzen. Vielleicht ist es Dein Weg, Deine Kreativität in die Gestaltung von Landschaften und Gärten einfließen zu lassen. Oder Du siehst viele Regale mit Büchern gefüllt. Vielleicht hast Du viel Wissen mitgebracht und sollst es weiter geben und lehren, usw.

## Übung

Gehe in die Entspannung....
Stelle Dir nun vor, Du befindest Dich in einem großen Haus.
Vor Deinem inneren Auge siehst Du einen langen Flur mit vielen Türen.
Gehe diesen Flur entlang, bis Du an eine Tür gelangst,
an der ein Schild ist mit der Aufschrift **Begabung** ist.
Öffne die Tür und gehe hinein.
Was siehst Du?
Welche Gegenstände befinden sich in diesem Raum?
Ist da vielleicht jemand, der schon einige Zeit auf Dich wartet?

Wenn ja, dann begrüße sie oder ihn.
In diesem Raum erkennst Du Deine Begabung,
es ist etwas, das Du besonders gut kannst und für dieses Leben mitgebracht hast.
Mit Deiner Begabung möchte sich Dein wahres Selbst,
der, der Du wirklich bist im Hier und Jetzt ausdrücken.
Mit dieser Erkenntnis richte Dich nun darauf ein,
langsam wieder zurückzukommen.
Gehe zurück zum Flur,
richte Deine Aufmerksamkeit wieder ganz gewußt auf Deinen Körper,
atme wieder tiefer ein und aus.
Du spürst den Boden unter Dir.
Du fühlst Dich sicher und geerdet.
Recke und strecke Dich und öffne langsam Deine Augen.

*Deine Begabung ist der schöpferische Ausdruck Deines wahren Selbst.*

# Reise durch die Chakren

Eine Reise durch Deine Chakren, harmonisiert und öffnet diese und kann Dich zu neuen Bewußtseinsebenen führen, soweit Du es geschehen läßt. Dein Körper mit seinen Organen wird wieder besser mit Lebensenergie versorgt und diese, können wieder besser arbeiten.

## Übung

Gehe in die Entspannung............
Richte nun Deine Aufmerksamkeit auf Dein erstes Chakra, das sich zwischen Anus und Genitalien befindet.
Stelle Dir vor, Du **atmest** in diesen Bereich hinein.
Lasse vor Deinem inneren Auge einen roten Blütenkelch entstehen.
Durch Deine Aufmerksamkeit entspannt sich Dein erstes Energiezentrum und öffnet sich soweit,
wie es für Dich gut ist.
Bleibe für einige Minuten mit Deiner Aufmerksamkeit in diesem Bereich und atme hinein.
Richte nun Deine Aufmerksamkeit auf Dein zweites Chakra das sich eine Handbreit unter Deinem Nabel befindet.
**Atme** in diesen Bereich hinein.
Lasse vor Deinem inneren Auge einen orangenen Blütenkelch entstehen und sich öffnen,
soweit wie es für Dich gut ist.
Bleibe für einige Minuten mit Deiner Aufmerksamkeit in diesem Bereich und atme hinein.

Richte Deine Aufmerksamkeit nun zu Deinem dritten
Chakra,
das sich eine Handbreit über Deinem Nabel befindet.
**Atme** in diesen Bereich hinein.
Vor Deinem inneren Auge entsteht ein gelber Blütenkelch,
der sich soweit öffnet,
wie es gut für Dich ist.
Bleibe für einige Minuten mit Deiner Aufmerksamkeit in
diesem Bereich und atme hinein.
Richte Deine Aufmerksamkeit nun zum vierten Chakra,
das sich in der Mitte Deiner Brust befindet.
**Atme** in diesen Bereich hinein.
Vor Deinem inneren Auge erscheint ein hellgrüner
Blütenkelch, der sich soweit öffnet,
wie es gut für Dich ist.
Bleibe für einige Minuten mit Deiner Aufmerksamkeit in
diesem Bereich und atme hinein.
Richte Deine Aufmerksamkeit zum fünften Chakra,
das sich unter Deinem Kehlkopf befindet.
**Atme** in diesen Bereich hinein.
Vor Deinem inneren Auge entsteht ein hellblauer
Blütenkelch, der sich soweit öffnet,
wie es gut für Dich ist.
Bleibe für einige Minuten mit Deiner Aufmerksamkeit in
diesem Bereich und atme hinein.
Richte Deine Aufmerksamkeit nun zum sechsten Chakra,
das sich zwischen Deinen Augenbrauen befindet.
**Atme** in diesen Bereich hinein.
Vor Deinem inneren Auge entsteht ein indigoblauer
Blütenkelch, der sich wie die anderen Energietore, soweit
öffnet, wie es für Dich gut ist.

Bleibe für einige Minuten mit Deiner Aufmerksamkeit in
diesem Bereich und atme hinein.
Richte deine Aufmerksamkeit nun zu Deinem siebten
Chakra das sich über der höchsten Stelle Deines Kopfes
befindet.
Vor Deinem inneren Auge erscheint ein lila Blütenkelch, der
sich langsam öffnet,
Bleibe für einige Minuten mit Deiner Aufmerksamkeit in
diesem Bereich und **atme** hinein.
Aus dem lila Blütenkelch wird ein leuchtendes weißes Licht.
Wandere nun mit Deiner Aufmerksamkeit wieder abwärts,
und lasse das weiße Licht in
Dein Stirnchakra fließen,
es fließt weiter in Dein Halschakra,
fließt weiter abwärts in Dein Herzchakra,
fließt dann in Dein Solarplexuschakra,
fließt weiter abwärts in Dein Sakralchakra,
und dann auch in Dein Wurzelchakra.

Richte Deine Aufmerksamkeit wieder auf Deinen ganzen
Körper und atme wieder tiefer ein und aus. Beende die
Übung, indem Du Dich reckst und streckst.

# Lichtkreis
## Lichtarbeit für die Erde

Diese Übung ist für Menschen, die etwas für die Erde und ihre Bewohner tun möchten. Dazu setzt Euch mit einigen Menschen in einem Kreis zusammen. Reicht Euch die Hände und verbindet euch zu einem Kreis. Die linke Hand sollte mit der Handinnenfläche nach oben geöffnet sein und die rechte mit der Handinnenfläche nach unten zeigen.

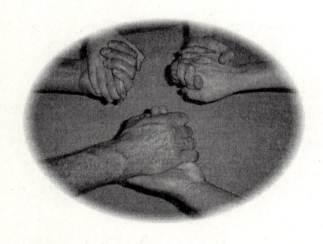

## Übung

Schließt Eure Augen und bittet um Schutz, Führung und
Hilfe in der geistigen Welt.
Spürt nun ganz bewußt den Boden unter Euch,
die Verbundenheit mit Mutter Erde.
Wandere nun jeder für sich mit seiner Aufmerksamkeit zur
höchsten Stelle an seinem Kopf.
Stelle Dir nun vor, weißes Licht strömt ein, in Deinen Kopf,
fließt weiter durch Deinen Hals,
in Deinen Brustkorb hinein,
strömt auch in beide Arme hinein,
hinunter bis in beide Hände,
das Licht breitet sich nun ganz aus in Deinem Brustkorb,
fließt weiter in Deinen Bauchraum hinein,
weiter zu Deinem Gesäß,
bis hinunter in beide Beine und Füße.
Mit jedem Atemzug wirst Du nun immer heller.
Lasse nun das weiße Licht kreisen, indem Du es in Deiner
linken Hand
von Deinem Nachbarn empfängst,
und durch Deine rechte Hand weitergibst,
so daß ein Kreislauf entsteht.
Durch Eure Hände verbunden, seid ihr nun „Eins" im Licht.

Lasse nun in Deinem Herzchakra sich eine Blüte öffnen.
Aus ihr heraus fließt das weiße Licht in eure Mitte.
Verbindet sich zu einem Lichtstrahl.
Breitet sich aus in diesem Raum,
fließt dann weiter und dehnt sich über den Raum hinaus,
über die Stadt,

das Land.
Immer weiter fließt das Licht,
von Land zu Land, bis es die ganze Erde einhüllt.
Vor Deinem inneren Auge siehst Du die Erde in weißem Licht eingehüllt.
Geist der Erde, wir begrüßen Dich in Liebe.
Nimm von dem Licht, und hilf damit der Erde und ihren Bewohnern.
**Vor Deinem inneren Auge siehst Du,**
Landschaften in denen kein Leben mehr ist,
fangen Blumen und Bäume an zu wachsen.
Das Wasser der Meere und Flüsse wird wieder klar.
Die Luft wird wieder rein, wir können wieder frei atmen.
Die Menschen erkennen, das in allem was lebt der Geist Gottes ist.
Sie leben in Liebe miteinander. Du siehst, wie sie in Liebe und Achtung miteinander um gehen.
Richte nun wieder ganz bewußt Deine Aufmerksamkeit auf Deinen Körper
und Dein Herzchakra.
Die Blume, lasse sie geöffnet oder schließe sie soweit, wie es sich für Dich gut anfühlt.
Bedanke Dich bei der geistigen Welt für Schutz und Hilfe.
Atmet wieder bewußt tiefer ein und aus
und löst eure Hände voneinander.

Reckt und streckt euch,
beendet die Übung und öffnet die Augen.

***Gemeinsam können wir die Welt positiv verändern.***

# Reiki
# Der 2. Grad

## *Illusion*

*Die Welt in der ich lebe,
alles,
ja alles bin ich.
Jedem Menschen, dem ich im Leben begegne,
ja, mein ganzes Umfeld,
in jedem sehe ich erst einmal mich selbst.
So lerne ich mich Schritt für Schritt kennen und lieben.
Nach und nach nehme ich alle Projektionen zurück,
die ich auf alles im Außen gemacht hatte.
Langsam aber sicher werde ich wieder „Eins".
Nun sehe ich die Welt und die Menschen so, wie sie wirklich
sind.*

## Die Entscheidung für den 2. Grad

Wenn Du einige Zeit in den 1. Grad eingeweiht bist und regelmäßig Reiki praktiziert hast, fühlst Du in Deinem Innern, daß es Zeit ist für den 2. Grad. Dafür gibt es keinen festen Zeitpunkt. Jeder erlebt dies individuell. Der eine spürt erst nach drei oder vier Jahren, daß er weiter machen möchte, weil er vielleicht viel aufzuarbeiten hatte. Ein anderer Mensch spürt schon nach einigen Monaten, daß er weitermachen möchte. Er hatte schon viel an sich gearbeitet, bevor er zu Reiki kam.

Mit der Einweihung in den 2. Grad heißt es nun Verantwortung für Dein Handeln zu übernehmen.
Konntest Du beim 1. Grad nichts falsch machen, da Du „nur" als Kanal die Energie weitergegeben hast, bekommst Du nun Werkzeuge in die Hand, die Du ganz bewußt einsetzt.

Du wirst in drei Symbole und die dazugehörigen Mantren eingeweiht. Diese stehen symbolisch für Kräfte, die in jedem Menschen unbewußt von Urbeginn an vorhanden sind. Durch die Einweihung werden diese Kräfte aktiviert, so daß Du sie durch Einsatz der Symbole beim Reiki ganz bewußt einsetzen kannst, wenn Du sie brauchst.

Du bist nun nicht mehr an Raum und Zeit gebunden, sondern kannst anderen Menschen ohne körperlichen Kontakt Reiki geben. Das können sogar viele Menschen auf einmal sein. Auch ist es Dir mit Eisatz der Symbole möglich, Reiki in kommende oder vergangene Situationen zu lenken.

Auch kannst Du nun mit Hilfe der Symbole **bewußt die Balance** in den verschiedenen Körperbereichen wieder **herstellen.**

## Symbole

Wir leben in einer Welt voller Symbole. Von Anbeginn der Menschheit an benutzen wir Menschen Symbole, um uns untereinander zu verständigen und um unsere Gedanken und Gefühle zum Ausdruck zu bringen.
Hinter jedem Symbol steht eine bestimmte Absicht, Schwingung und Wirkung. Jedes Land mit seiner Kultur hat seine individuelle Symbolik.
Die Reikisymbole gehören zu den Ursymbolen und bringen eine Urkraft zum Ausdruck. Jedes der 3 Reikisymbole hat eine andere Schwingung und Wirkung. Wenn Du Reiki praktizierst und eins der Symbole einsetzt, bekommt die Energie dem Symbol entsprechend, eine bestimmte Schwingung und Wirkung. Mit der Zeit wirst Du einen spürbaren Unterschied wahrnehmen.
Du kannst sie in ihrer Ganzheit nur erfahren, wenn Du Dich auf ihre Schwingung einläßt und Dich intuitiv dafür öffnest. Der Verstand und Worte sind nur Begrenzung.

## Mantren

Mantren sind uralte heilige Laute. Durch ständiges wiederholen eines Mantras in Gedanken oder laut ausgesprochen, **erzeugen wir über den Klang eine Schwingung**, die eine

Wirkung auf unsere Energiekörper und auch auf den physischen Körper hat.
Mit jedem der 3 Mantren, die zu den Reikisymbolen gehören, kannst Du über den Klang, eine, dem Mantra entsprechende Urschwingung erzeugen.
Die Mönche in Tibet praktizieren dies schon einige tausend Jahre, um so in höhere Bewußtseinszustände zu gelangen.
Beispiel: OM

**Die Reikisymbole und die dazugehörigen Mantren wirken auf Ebenen des Menschen, wo der Verstand keinen Zugang und keine Kontrolle mehr hat.**

## Einsatz der Symbole

Nach der Einweihung ist es vorteilhaft, wenn Du Dich für zwei oder drei Wochen auf ein Symbol einläßt und mit dem Symbol und dem dazugehörigen Mantra meditierst. So lernst Du seine Schwingung und Wirkung am besten kennen und verinnerlichst es. Anschließend fahre auch so mit den nächsten beiden fort.
Wenn Du eins der Symbole beim Reiki einsetzen möchtest, spreche immer erst den Namen des Bereiches in Gedanken aus.
Beispiel: Magen. Dann zeichne das Symbol, daß Du einsetzen möchtest, in diesen Bereich hinein. Du kannst es mit der Hand oder mental vor Deinem inneren Auge über den Bereich zeichnen. Spreche einige Male das dazugehörige Mantra.

Visualisiere dann das Symbol auch in Deine Handflächen und spreche wieder einige Male das Mantra. Lasse die Energie mit dem Symbol einige Minuten in den Bereich einfließen. Du siehst dies vor Deinem inneren Auge.

## Das 1. Symbol

Das 1. Symbol heißt Choku Rei.
Seine Schwingung und Wirkung ist: Aktivierend, anregend, reinigend.
Durch Einsatz dieses Symbols bekommt die Reikienergie eine **aktivierende, anregende, vitalisierende, reinigende Wirkung.**

**Du kannst es bei Reikisitzungen überall da einsetzen, wo Energie fehlt, oder da, wo eine Unterfunktion vorhanden ist. Beispiele:**
Da, wo Energieblockaden sind (eingefrorene Gefühle) oder Energie fehlt, strahlt der Körper Kälte ab und fühlt sich kalt an. Kalte Füße und Hände, kalte Knie, usw. Zeichne das Symbol über diese Stellen und lasse auch aus Deinen Händen die Kraft des Symbols in diese Bereiche fließen.

**Zur Stärkung des Immunsystems** setze es auf die Thymusdrüse: Bei Infektionen, Grippe, Pilzbefall, Herpes. Auf Brüche, um den Heilungsprozeß zu unterstützen.

**Bei Unterfunktion** der Schilddrüse, bei trägem Darm, Verstopfung, zur Aktivierung der Nieren, um Giftstoffe auszuleiten, wobei Du viel trinken solltest.

**Bei leichten Depressionen**: Setze es mental in die unteren 3 Chakren und lasse auch die Kraft des Symbol aus Deinen Händen in diese Chakren fließen.

**Nicht einsetzen:** Bei hohem Fieber, auf starke Entzündungsprozesse, bei Schwangerschaften, die zu vorzeitigen Wehen neigen, auf Tumore oder Geschwüre, auf Blutungen, auf Verbrennungen, bei starker Unruhe oder Überaktivität, bei hohem Blutdruck.

## Deinen Kraftplatz schaffen

Du kannst Dir mit diesem Symbol auch einen Kraftplatz schaffen. Zum Beispiel den Bereich, in dem Du Reiki praktizierst oder meditierst. Zeichne das Symbol in diesen Bereich. Das solltest Du immer mal wieder machen. Dadurch hast Du einen zusätzlichen Schutz vor Fremdenergien.

## Erden

Es hilft Dir auch, Dich schnell zu erden. Wenn Du das Gefühl hast, nicht richtig zentriert zu sein, zwischen den Welten zu schweben (Du merkst es zum Beispiel daran, daß Du Dich nicht richtig konzentrieren kannst, daß du vergeßlich bist, immer wieder abschweifst), dann visualisiere das Symbol unter Deine Füße und sprech dreimal das Mantra. Fühle in Deine Füße hinein. Das gleiche machst Du mit Deinem ersten und zweiten Chakra.

## Chakren aktivieren

Mit diesem Symbol kannst Du Deine Chakren aktivieren, wenn sie eine Unterfunktion haben. Visualisiere das Symbol in die, dem Chakra zugeordnete Farbe hinein und lasse Energie fließen.

## Aura stärken

Wenn Du Dich völlig kraftlos fühlst, dann zeichne das Symbol vor Deinem inneren Auge ganz groß und ziehe es dann in Deine Aura. Spreche nun in Gedanken einige Minuten das Mantra. So kannst Du Deine Aura wieder aufladen und hast so auch einen Schutz vor Fremdenergien.

# Das 2. Symbol

Das 2. Symbol heißt Sei Heki.
Seine Wirkung und Schwingung ist: Beruhigend, harmonisierend, und löst Energiestaus auf.
Durch Einsatz dieses Symbols bekommt die Reikienergie eine **beruhigende, harmonisierende, auflösende Wirkung.**

**Du kannst es bei Reikisitzungen da einsetzen, wo eine Überfunktion vorhanden ist, oder da, wo sich Energie angestaut hat**.
**Beispiele:** Setze es über Energiestaus, die Du als Hitze spürst.

**In Bereiche, wo eine Überaktivität vorhanden ist:** Bei hohem Fieber, auf entzündliche Prozesse, bei Schmerzen, Geschwüre, Tumore, bei vorzeitigen Wehen, bei Durchfall, bei Überfunktion der Schilddrüse, bei Hauterkrankungen die mit starkem Juckreiz verbunden sind.
Setze das Symbol mental über diese Bereiche und lasse auch die Kraft des Symbols aus Deinen Händen in diese Bereiche fließen.

**Nicht einsetzen:** Da, wo schon eine Unterfunktion vorhanden ist, bei starken Depressionen, Schwäche.

## Chakren harmonisieren

Mit diesem Symbol kannst Du Deine Chakren harmonisieren, wenn sie eine Überfunktion haben. Setze das Symbol in die, dem Chakra zugeordnete Farbe ein.

## Den Geist beruhigen

Bei geistiger Unruhe und Überaktivität: Zeichne das Symbol vor Deinem inneren Auge ganz groß und ziehe es dann in Deine Aura. Spreche nun in Gedanken einige Minuten das Mantra, bis sich Ruhe einstellt.

## Das 3. Symbol

Das 3. Symbol heißt Hon Sha Ze Sho Nen.
Seine Wirkung und Schwingung ist: Verbindung herstellen, Raum und Zeit aufheben.

Das Symbol ist wie eine Brücke zwischen Raum und Zeit. Es ist Dir möglich, anderen Menschen Reiki zu geben, ohne daß Du körperlichen Kontakt hast. Der andere Mensch kann sich zum Beispiel auf der anderen Seite der Erdkugel aufhalten und trotzdem erreicht ihn die Reikienergie, die Du im sendest. Mit Hilfe dieses Symbols stellst Du die Verbindung her.

Es ist Dir auch möglich Energie in vergangene oder zukünftige Ereignisse zu lenken. Wenn Du zum Beispiel morgen ein Vorstellungsgespräch hast, so ist es Dir möglich, mit Hilfe der Symbole Energie in dieses zukünftige Ereignis zu lenken. Bitte dann, daß die Energie zum **Wohle aller Beteiligten fließt**.

Wenn Du Fragen hast, was Dich betrifft, kannst Du mit diesem Symbol Kontakt zu Deiner Seelenebene herstellen. Die Antworten können in der Symbolsprache zu Dir kommen, oder Du empfängst sie als Gedanken.

# Arbeiten mit den Symbolen

## Reinigung von Räumen

**a.** Wenn Du einen Raum, in dem Du Dich befindest, mit Energie aufladen möchtest, stimme Dich auf Reiki ein. Zeichne mental vor Deinem inneren Auge oder mit der Hand das 1. Symbol auf die Wände, oder stelle es groß in die Ecken. Dann stelle das Symbol ganz groß in den Raum. Spreche einige Male das Mantra und stelle Dir vor, wie weißes Licht aus der Mitte der Symbole in den Raum fließt. Du kannst es auch vor Deinem geistigen Auge durch den Raum wandern lassen (einige Minuten).

**b.** Wenn disharmonische Energien im Raum sind, zum Beispiel nach einem Streit, setze erst das 2. Symbol in die Ecken und in den Raum und spreche in Gedanken einige Zeit das dazugehörige Mantra, um die Harmonie wieder herzustellen. Danach arbeite mit dem 1. Symbol, um den Raum mit Energie zu füllen.

**c.** Wenn Du ein altes Haus reinigen möchtest, in dem seit langer Zeit disharmonische Energien sind, stimme Dich auf Reiki ein und verbinde Dich mit dem 3. Symbol, indem Du es vor Deinem inneren Auge zeichnest und in Deine Aura ziehst. Spreche einige Male das Mantra. Dann visualisiere vor Deinem inneren Auge das Haus von außen. Du bist viel größer als das Haus und schwebst darüber oder stehst davor. Zeichne nun das 3. Symbol ganz groß in das Haus hinein und spreche einige Male das dazugehörige Manta. Das gleiche mache mit dem 2. Symbol und stelle Dir vor, wie aus Deinen geistigen Händen, indem Du auch das Symbol

visualisierst, weißes Licht wie ein Lichtstrahl in das Haus einströmt. Anschließend mache das gleiche auch mit dem 1. Symbol und lasse für einige Zeit die Energie in das Haus fließen (einige Minuten).
Beende und stelle Dir vor Deinem inneren Auge vor, Du bist für Dich in Deiner geschützten Aura. Spüre wieder ganz bewußt Deinen Körper.

## Zu Fernreiki

Die Voraussetzung für Fernbehandlung ist **immer** das Einverständnis des Menschen, dem Du Reiki geben möchtest, da Du sonst Grenzen verletzt. Auch ist es wichtig, daß Du schweigen kannst. Es ist möglich, daß Du während der Verbindung etwas über den Menschen erfährst, was er vielleicht nicht nach außen mitteilen möchte (Krankheit, Gefühle). Wenn Du etwas mitbekommst, rede mit dem Menschen immer, indem Du Fragen stellst.
Beispiel: Kann es sein, daß Du traurig bist, oder hast Du Beschwerden im Nacken usw. Wenn der Mensch dies verneint, lasse es so stehen. Vielleicht sind es ja auch Deine Gefühle, die Dir nach und nach bewußt werden. Stelle niemals Diagnosen.

## Fernreikibehandlung
## Praxis

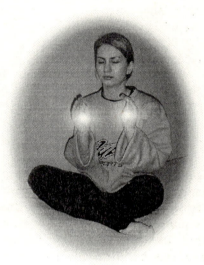

## Einstimmung auf Fernreiki

Stimme Dich auf Reiki ein, so, wie Du es gelernt hast. Zeichne dann das 3. Symbol vor Deinem inneren Auge und spreche einige Male das Mantra. Werde „Eins" mit dem Symbol, indem Du es mit Deinen geistigen Händen in Deine Aura ziehst.

Dann stelle vor Deinem inneren Auge zu dem Menschen Kontakt her, dem Du Fernreiki geben möchtest und visualisiere das 3. Symbol auf das Dritte Auge des Menschen. Spreche einige Male das Mantra. Spreche dann den Namen

des Menschen dreimal aus. **Die Fernreikibehandlung steht nun unter dem Schutz der Seelenebene.**
Fange mit der Energieübertragung an, indem Du sie Dir vor Deinem inneren Auge mit Deinen geistigen Händen vorstellst. Wenn Dir das schwer fällt, stelle Dir vor, daß der Mensch vor Dir liegt. Du kannst auch die anderen zwei Symbole einsetzen, wenn Du sie brauchst.
Es kann sein, daß Du den Schmerz des anderen vorübergehend spürst, oder seine Gefühle mitbekommst. Doch das ist nur während der Verbindung möglich. Nicht jeder spürt dies.

## Abschluß von Fernreiki

Wenn die Energieübertragung beendet ist, breche den Kontakt ab. Stelle Dir vor, wie Du einen Schritt zurückgehst und vor Deinem inneren Auge siehst: **Du bist in Deiner Aura und der andere Mensch ist in seiner Aura. Jeder ist für sich. Damit löst Du auch den Kontakt auf der mentalen Ebene.** Das ist sehr wichtig. Du bist ganz bewußt einen Kontakt eingegangen und solltest ihn auch bewußt beenden. Wenn Du das nicht machst, kann es sein, daß Du für einige Zeit die Beschwerden des anderen mitbekommst. Menschen die sehr sensitiv sind, spüren das besonders schnell.
Danke für Schutz, Führung und Heilung, soweit es geschehen durfte. Diesen Abschluß solltest Du **immer** machen, wenn Du mit dem 3. Symbol gearbeitet hast.

## Andere Möglichkeiten mit Fernreiki

Du kannst über Fernreiki auch Häuser oder Räume reinigen. Stimme Dich auf Fernreiki ein und dann visualisiere das Haus oder den Raum. Gehe mental weiter vor, wie bei der Raumreinigung.

Du kannst über Fernreiki auch Energie in zukünftige Ereignisse schicken. Stimme Dich auf Fernreiki ein. Visualisiere dann den Ort oder Raum mit den Personen und setze das 3. Symbol auch in den Raum.
Beispiel: Du hast morgen ein Vorstellungsgespräch für eine neue Arbeit. Lasse mit Deinen geistigen Händen für einige Zeit Energie in dieses Bild fließen und spreche dabei einige Male den Satz: **Zum Wohle des höchsten Selbst eines jeden Einzelnen.** Du kannst dann darauf vertrauen, daß genau das, was für Dich richtig ist, kommt. Auch wenn Du die Arbeit nicht bekommst, ist es für Dich gut so. Vertraue.

Du kannst auch vielen Menschen auf einmal über Fernreiki Energie schicken.
Zum Beispiel: In Länder wo Armmut herrscht, oder in Katastrophengebiete nach Erbeben und Überflutungen. Stimme Dich auch hier auf Reiki und das 3. Symbol ein. Dann visualisiere das Land mit ihren Menschen vor Deinem inneren Auge. Lasse Energie aus Deinen geistigen Händen in das Bild fließen und spreche einige Male den Satz: **Zum Wohle des höchsten Selbst eines jeden Einzelnen.**
Beende die Fernreikisitzung so, wie Du es gelernt hast.

## Ganzkörperbehandlung

Stimme Dich auf Reiki ein, so wie Du es gelernt hast. Bevor Du mit der Energieübertragung anfängst, fahre ganz langsam mit Deinen Händen von oben nach unten über die Aura und lasse Dich ganz auf das Fühlen ein. Vielleicht spürst Du schon jetzt kalte oder heiße Stellen in der Aura. Diese Hinweise können Dir zeigen, wo Du die Symbole einsetzen kannst. Wenn Du nichts spürst, lasse Dich bei der Energieübertragung ganz auf das Fühlen in Deinen Handflächen ein.
Fange mit der Energieübertragung an, so wie Du es gelernt hast. Wenn Du in der Aura eisige Kälte spürst, spreche in Gedanken den Namen des Organs oder des Körperbereiches aus.
Beispiel: Knie oder Oberschenkel. Dann zeichne das 1. Symbol mit der Hand oder mental vor Deinem inneren Auge über den Körperbereich in die Aura und spreche einige Male das dazugehörige Mantra. Visualisiere nun das 1. Symbol auch in Deine Handflächen und spreche einige Male das Mantra. Lasse die Energie mit dem Symbol in die Aura einfließen.
Vertraue auch auf Deine Intuition, sie teilt Dir mit, wann Du die Symbole einsetzen kannst.
Wenn Du einen Hitzestau (Energiestau) spürst, setze das 2. Symbol da ein, wo sich der Stau befindet. Visualisiere das Symbol in Deine Hände, spreche das dazugehörige Mantra, und lasse dann die Energie mit dem Symbol in die Aura einfließen, bis sich der Stau ganz aufgelöst hat.

Ansonsten lasse Reiki ohne Symbole fließen. Bei Menschen die zum erstenmal Reiki bekommen, lasse Reiki ohne die Symbole fließen. Beende wie Du es gelernt hast.

## Harmonisieren und aufladen

Von: Pflanzen, Nahrungsmittel, Gegenstände, alte Möbel. Stimme Dich auf Reiki ein. Zeichne dann das 2. Symbol über den Gegenstand, den Du harmonisieren möchtest und spreche das Mantra. Halte Deine Hände über den Gegenstand und visualisiere das 2. Symbol nun auch in Deine Handflächen und spreche das Mantra. Lasse dann für einige Zeit Energie fließen. Anschließend mache das gleiche mit dem 1. Symbol, um den Gegenstand aufzuladen (einige Minuten).

## Zur Mentalheilung (Was Du denkst, das ist)
### Falsche Glaubenssätze

Falsche Glaubenssätze werden schon sehr früh in der Kindheit von unserem Umfeld übernommen oder entstehen durch Erfahrungen, die wir machen. Sie verankern sich in unserem Unterbewußtsein und bestimmen unser Leben.
**Was Du denkst, das kommt und ist. Dein Leben sind Deine Glaubenssätze.**
**Einige Beispiele: D**as Leben ist hart, Männer weinen nicht, Frauen gehören in die Küche, Gefühle zeigt man nicht, ich bin dumm, ich bin schwach, ich bin böse, usw.

Jeder Mensch hat andere falsche Glaubenssätze in sich gespeichert.

Durch die Mentalheilung kannst Du alte Programme, die heute nicht mehr passend für Dich sind, durch neue, **den Lebensfluß fördernde ersetzen**.

Wenn Du erkannt hast, daß Du in einem bestimmten Lebensbereich etwas in Deinem Denken und Handeln ändern möchtest, dann wähle eine Affirmation (Formel) aus, die vom Inhalt her paßt.

**Achte darauf:**
1. Das die Affirmation auf ein einziges Ziel gerichtet ist.
2. Das sie kurz und einfach ist.
3. Das sie in der Gegenwartsform steht.
4. Unterstütze die Affirmation immer mit einem inneren Bild (Vorstellung des Ziels).

## Einige Beispiele

**Bei Schlafstörungen**: Ich schlafe durch bis morgen früh.
**Bei Angst, die Dich in bestimmten Lebensbereichen einschränkt**: Ich bin frei von Angst bei ........(Prüfung, Auto fahren, wenn ich mit Menschen zusammen bin, usw.). Ich bin mutig und stark.
**Bei Verstopfung und trägem Darm**: Mein Darm entleert sich jeden Tag ganz leicht.
**Bei Schmerzen**: Mein.................(Nacken- und Schulterbereich, Magen, Bauch, usw.) ist warm, entspannt und schmerzfrei.
**Bei starker Unruhe**: Ich bin ganz ruhig und entspannt. Ruhe ist in meinem Körper, ist in meinem Geist.

**Andere:** Ich erreiche mein Ziel, ich stehe zu meinem Wort, ich rede frei und selbstsicher aus meiner Mitte.

Praktiziere die Mentalheilung mit der Affirmation über einen längeren Zeitraum täglich, bis sich der gewünschte Erfolg einstellt. Unterstütze dies mit einem inneren Bild, indem Du Dir das Ziel vor Deinem inneren Auge während der Übung vorstellst. Ein- oder zweimal reicht nicht aus, um eine bleibende Veränderung zu erreichen.

<u>**Wichtig**</u>
**Achte darauf, immer nur positive Affirmationen zu wählen. Wenn Du bei jemand anderem die Mentalheilung einsetzt, spreche die Affirmation <u>immer</u> mit dem Menschen ab, da Du sonst manipulierst. Bedenke immer, was Du säst, das erntest Du.**

Wenn Du einige Tage mit der neuen Affirmation arbeitest, beginnt sich das alte Muster, das Du vorher gelebt hast, aufzulösen. Es kann sein, daß dabei noch einmal alte Erinnerungen ins Bewußtsein treten. Lasse es geschehen und verdränge sie nicht. Weine, schimpfe für Dich, nur so kann die Wunde heilen.

## Mentalheilung
## Praxis

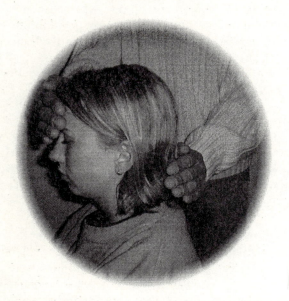

Stimme Dich auf Reiki ein. Streiche dreimal über die Aura des Menschen. So nimmst Du Kontakt über die Energiekörper auf. Lege beide Hände seitlich auf die Kopfseiten über den Ohren und lasse für einige Zeit Energie fließen (Harmonisierung der Gehirnhälften).

Dann zeichne das 1. Symbol auf den Hinterkopf und sprich einige Male das Mantra. Lege beide Hände auf den Hinterkopf und lasse Energie fließen. Vertraue Deiner Intuition und lasse so lange Energie fließen, wie Du meinst.

(Das Sehzentrum wird so angeregt, was das Visualisieren von inneren Bildern unterstützt). Je tiefer der Empfangende in die Entspannung kommt, um so besser.
Stelle Dich nun seitlich und lege eine Hand auf die Medulla (Wölbung am Hinterkopf) und die andere auf die Stirn (siehe Foto). So verbindest Du das Bewußtsein mit dem Unbewußten.
Fülle Dich nun mit weißgoldenem Licht auf, daß am Scheitel in Dich eintritt. Wenn Du ganz erfüllt bist, lasse das Licht aus Deinen Händen in den Menschen fließen, bis auch er erfüllt ist von dem Licht. Du siehst dies vor Deinem inneren Auge. Du hast nun Zugang zum Unterbewußtsein des Menschen. Sprich nun in Gedanken oder laut die Affirmation einige Male (einige Minuten).
Unterstütze die Affirmation mit bildlichen Vorstellungen. Auch der Empfangende sollte dies, wenn möglich, für sich machen. So verankert sich das „neue Ziel" im Unterbewußtsein.
Dann löse Dich langsam aus dem Energiefeld des Menschen. Stelle Dir vor Deinem geistigen Auge vor, wie Du aus der Aura des Menschen herausgehst, indem Du einen Schritt zurück machst. Vor Deinem inneren Auge siehst Du, **jeder ist für sich in seiner Aura.**
Wenn Du bei Dir selbst eine Mentalheilung machst, brauchst Du Dich nicht vorher mit Licht aufzuladen. Gehe vor, wie oben im Text beschrieben. Lege eine Hand auf die Stirn und die andere auf die Medulla. Dann spreche immer wieder in Gedanken die Formel und stelle Dir vor Deinem inneren Auge das Ziel in Bildern vor. Wiederhole diesen Vorgang über einen längeren Zeitraum täglich, bis sich der Erfolg im Leben einstellt. Beende die Übung, indem Du Dich vor

Deinem inneren Auge in einer geschützten, mit Licht gefüllten Aura siehst. Danke für Schutz, Führung und Heilung.

## Fern-Mentalheilung

Du kannst die Mentalheilung auch beim Fernreiki einsetzen. Auch hier, ist die Affirmation mit dem Empfänger vorher abzusprechen und sollte über einen längeren Zeitraum täglich gemacht werden.

## Arbeit mit dem inneren Kind

Die Arbeit mit dem inneren Kind setze immer dann ein, wenn Du weist, daß Du gerade etwas aufarbeitest, was mit Deiner Kindheit zu tun hat. Dieses kann Dir zum Beispiel durch Deine Träume bewußt werden.

Stimme Dich auf Reiki ein und gehe mit Deinem Bewußtsein nach innen. Nehme über das 3. Symbol Kontakt zu Deiner Seele auf und bitte sie um Führung und Hilfe. Dann bitte Dein inneres Kind, daß es sich Dir zeigt. Wenn das nicht klappt, denke daran, wie Du als Kind ausgesehen hast. Es wird sich ein Bild zeigen. Lasse es geschehen, wie es von selbst kommt. Dann ist es genau richtig. Die Zeit ist dann reif, für genau diesen Kontakt. Es kann sein, daß Du ein Baby siehst, es kann aber auch ein Kleinkind von drei oder fünf Jahren sein.

Wenn Du es siehst, setze das 3. Symbol auf sein drittes Auge und spreche einige Male das Mantra. Begrüße es und frage, wie es ihm geht. Stelle Dir nun vor, wie Du Deinem inneren Kind Reiki gibst. Vertraue auf Deine Intuition, wann Du die anderen Symbole einsetzen sollst. Vielleicht spürst Du dies auch in Deinem Körper, indem sich vielleicht ein Schmerz meldet. Es ist möglich, daß Gefühle hochkommen, Du vielleicht weinen mußt, lasse es geschehen. Vielleicht spürst Du, wie sich Blockaden in Deinem Körper auflösen.

Wenn Du das Gefühl hast, die Behandlung zu beenden, verabschiede Dich von Deinem Kind, sage ihm, daß Du es liebst, und daß Du jetzt öfter Reiki machst. Komme dann langsam wieder zurück ins hier und jetzt, und beende die Reikisitzung.

So heilst Du nach und nach Dein inneres Kind (Dich selbst).

Diese Übung sollte **nicht** täglich gemacht werden, weil sie in Dir etwas in Bewegung bringt. Verdrängte Erlebnisse werden bewußt gemacht und müssen verarbeitet werden. Das braucht seine Zeit. Erst wenn Du spürst, daß Du das, was Du bei der Übung in Bewegung gebracht hast, verarbeitet hast, kannst Du erneut eine Reise zu Deinem inneren Kind machen.

Heile auch Deinen inneren Mann und Deine innere Frau Schritt für Schritt so.

Achte immer darauf, daß Du Dich nicht überforderst. Jede Wunde braucht ihre Zeit zum heilen. Ab und zu geht es Dir dann vielleicht nicht so gut. Du mußt vielleicht mal weinen oder hast vorübergehend körperliche Beschwerden. Das gehört dazu und geht vorbei. Sorge in solchen Prozessen für genug Ruhe. Gönne Dir Zeit und Energie für Dich selbst.

# Die Entwicklungsmöglichkeiten mit dem 2. Grad

Mit dem 2. Grad beginnt die bewußte persönliche Schattenarbeit. Bei jedem sieht der Inhalt des Schattens anders aus. Jeder Mensch macht andere Erfahrungen und bringt seine Individualität mit auf die Welt.

## Der Schatten

Wir kommen aus der Einheit und gehen irgendwann zurück. Ein ungeborenes Kind im Mutterleib kennt noch kein Ich oder Du. Es fühlt sich noch „Eins" mit der Mutter.

Mit der Geburt tritt das Kind in die Dualität ein. Tag und Nacht, Freude und Leid, usw.

In den ersten Lebensjahren kommt es nun zu vielen Spaltungen **in sich, und mit allem.** Das Kind lehnt viele Teile seines Selbst ab, (Wut, die innere Stimme, Kreativität, usw.) um geliebt zu werden. Der Schatten entsteht. Alles was der junge Mensch an sich ablehnt und verdrängt, geht in seinen Schatten.

Doch damit sind die Schattenanteile (die zu ihm gehören, um „Eins" zu sein) nicht weg. Er projiziert seinen Schatten nach außen und wird immer wieder Menschen anziehen, die seine Schattenseiten leben.

Beispiel: Lehnt der Mensch seine Wut ab, wird er immer wieder Menschen anziehen, die ihre Wut leben. Er wird auch hier zuerst wieder ablehnen, bis er irgendwann seine Wut annimmt und integriert.

So versuchen die Schattenanteile sich über das Außen dem Menschen zu nähern, um wieder angenommen zu werden.
Nach und nach kann der Mensch wieder in sich „Eins" werden.

## Die Schattenarbeit

Wenn sich Dir eine neue Lernaufgabe stellt und ein Schattenanteil bewußt werden will, zeigt sich das vielleicht in einem Traum. So will sich Dir das Thema langsam nähern, um bewußt zu werden.
Gleichzeitig ziehst Du im Außen, durch die Schwingungen die Du jetzt ausstrahlst, Ereignisse und Personen an, um Deine Lernaufgabe zu erfüllen.
Hast Du als Lernaufgabe „Grenzen setzen", wirst Du in Situationen kommen, in denen Deine Grenzen verletzt werden. Nun ist es an Dir, Grenzen zu setzen. Du kommst so oft in solche Situationen, bis Du gelernt hast.
Das Thema durchzieht sämtliche Lebensbereiche (Arbeit, Partnerschaft, Freunde usw.).
Erst wenn die Lernaufgabe erkannt und integriert ist, kommt eine neue Aufgabe, die sich wieder über Deine Träume, dann im Außen zeigt, erkannt und integriert werden möchte.
**Hast Du das erst einmal erkannt, dann ist Dein Leben ein Weg, der Dich von einem Abenteuer zum nächsten führt.......Eine aufregende Reise und am Ende wartet das Licht, die Einheit.**

## Übungen zur Schattenarbeit
**Mit den Symbolen**

Die nachfolgenden Übungen sollen Dir helfen, Licht in die verdrängten Schattenanteile zu bringen.

## Reise nach innen in Deine Welt
**Übung**

Gehe in die Entspannung und stimme Dich auf Reiki ein.................
Stelle Dir nun vor,
Dein Körper ist die Welt.
Die Erdoberfläche ist Deine Haut,
die Bäume sind Deine Lungen,
Deine Blut- und Lymphgefäße sind die Flüsse und Bäche Deiner Welt,
Deine Blase ist das Meer,
Dein Herz ist der Mittelpunkt tief in der Erde,
die Tiere sind Deine Instinkte
und Deine Gedanken und Gefühle sind Dein Volk.
Reise mit Deinem Bewußtsein durch Deine Welt.
Wie sieht die Erdoberfläche aus?
Sind da vielleicht Verkrustungen oder Löcher,
reise von Land zu Land.
Wie sehen die Bäume aus?
Reise.
Kann das Wasser der Bäche und Flüsse frei fließen?
Reise von Land zu Land und sieh Dir alles gut an.

Ist das Wasser der Meere klar?
Wie geht es den Tieren in Deiner Welt,
sind sie krank oder gesund?
Wie geht es den Menschen in Deiner Welt?
Sind sie gesund oder fehlt ihnen etwas?
**Nun lasse Dich von Deiner Seele zu einem Ort in Deiner Welt führen,**
**an dem Du etwas in Ordnung bringen kannst**.
Vielleicht sollst Du die Bäume in Dir heilen,
oder Verstopfungen in Bächen oder Flüssen auflösen,
so daß das Wasser wieder frei fließen kann,
oder braucht ein Tier Heilung,
oder sollst Du den Menschen helfen und ihnen zuhören.
**Lasse Dich von Deiner Seele führen.**
Vor Deinem inneren Auge siehst Du den Bereich, wo Du helfen kannst.
Setze das 3. Symbol in diesen Bereich
und spreche das Mantra, damit die Reikienergie wirken kann, jenseits von Raum und Zeit.
Lasse mit Deinen geistigen Händen dahin Reiki fließen, wo es gebraucht wird.
Vertraue auf Deine Intuition, ob Du die anderen Symbole auch einsetzen sollst.
Vor Deinem inneren Auge siehst Du, daß etwas heil wird.
Nachdem Du nun in Dir, Deine Welt kennen gelernt hast, und etwas in Ordnung gebracht hast,
beende die Übung.
Richte Deine Aufmerksamkeit wieder auf Deinen ganzen Körper,
atme wieder bewußter tief ein und aus,

bedanke Dich bei Deiner Seele für die Hilfe und beende die Reise.

Auch diese Übung bringt etwas in Dir in Bewegung und sollte nicht täglich gemacht werden.
Erst wenn die Lernaufgabe erkannt ist und Du im Leben etwas änderst, kannst Du eine neue Reise machen.

*Liebe und achte Deinen Körper, denn er ist ein Teil von Mutter Erde. In diesem Leben, hast Du die Verantwortung für ihn übernommen. Du brauchst ihn, um durch Deine Taten den Himmel auf die Erde bringen.*

## **Reise zum Strand**
### Mit den Symbolen

Bei dieser Übung steht das Meer symbolisch für das Unbewußte. Wenn die Zeit reif für Dich ist, schwemmt das Unbewußte einen Inhalt an Land. Es soll Dir etwas bewußt werden, was Du vor langer Zeit einmal verdrängt hattest. Jetzt bist Du von Deiner Reife her so weit, daß Du es gut verarbeiten kannst.

Durch diese Übung kommst Du immer gerade an die Themen, die anstehen. Erkenne, warum Du diese Erfahrungen machen mußtest. Was konntest Du daraus lernen? Findest Du bei dieser Übung keinen Gegenstand, dann ist vielleicht ein Thema, an dem Du gerade arbeitest, noch nicht abgeschlossen.

## **Übung**

Gehe in die Entspannung und stimme Dich auf Reiki ein..........
Stelle Dir nun vor, Du stehst auf von Deinem Platz, gehe zur Tür und öffne sie.
Du siehst vor Dir einen Weg.
Rechts am Wegrand steht ein Wegweiser, mit der Aufschrift zum Strand.
Gehe hinaus auf diesen Weg.
Rechts und links wachsen Bäume.
Wie sehen die Bäume aus? Sind sie grün und in Blüte?
Wie sieht der Himmel aus?
Gehe weiter auf diesem Weg.
Immer weiter,

und weiter.
In der Ferne siehst Du schon den Strand.
Gehe weiter.
Du kannst schon das Plätschern der Wellen hören.
Du kommst nun an, am Strand.
Ziehe Deine Schuhe aus und laufe durch den Sand zum Wasser.
Drehe Dich zur linken Seite und laufe am Wasser entlang.
Nach einigen Metern siehst Du etwas im Sand liegen,
es wurde vom Wasser an Land gespült.
Gehe hin und hebe es auf.
Es ist etwas, das Du kennst.
Was Dich an eine Zeit, oder Situation aus Deinem Leben erinnert.
Vor Deinem inneren Auge tauchen Bilder und Erinnerungen auf.
Lasse alles geschehen, so wie es kommt.
Was siehst du?
Was fühlst du?
Setze das 3. Symbol in das Bild, damit die Reikienergie jenseits von Raum und Zeit wirken kann.
Lasse nun für einige Minuten Energie aus Deinen geistigen Händen in diese Zeit und Situation fließen.
Erkenne, was Du aus dem, was Du erlebt hast,
lernen konntest.
Mit allem, was Du gesehen und gefühlt hast,
spüre Dich nun wieder ganz bewußt am Strand.
Du fühlst den Sand unter Deinen Füßen.
Gehe zurück zu Deinen Schuhen und ziehe sie an.
Gehe nun zurück zu dem Weg, der Dich wieder zurück führt.

Gehe weiter und weiter auf diesem Weg.
Wie sieht der Himmel aus?
Wie sehen die Bäume aus?
Hat sich vielleicht etwas verändert?
Gehe weiter.
Du kannst nun schon wieder die Tür sehen.
Du kommst nun an.
Öffne die Tür und trete ein in diesen Raum.
Schließe die Tür hinter Dir,
und nimm nun wieder Deinen Platz in Deinem Körper ein.
Lenke Dein Bewußtsein wieder ganz bewußt auf Deinen
Körper.
Spüre ihn.
Du fühlst den Boden unter Dir.
Du fühlst Dich sicher und verbunden mit der Erde.
Atme wieder tiefer ein und aus.
Beende die Übung.

## Erkenne Deine Schattenanteile

Wie Du schon gelesen hast, begegnen uns verdrängte Teile unserer Seele nicht nur in unseren Träumen, auch im Außen begegnen wir ihnen.
Wir ziehen immer wieder Menschen an, die etwas leben, daß wir in uns unterdrücken, und ablehnen. Meist sind diese Menschen uns sofort unsympathisch.
Zur Schattenarbeit gehört Ehrlichkeit sich selbst gegenüber, ohne zu bewerten oder zu verurteilen, denn in jedem von uns ist alles.

### Übung

Gehe in die Entspannung und stimme Dich auf Reiki ein..........
Vor Deinem inneren Auge erscheint die Person, mit der Du im Moment Spannungen hast.
Stelle Dir nun vor, ihr sitzt euch gegenüber.
Hülle euch in weißes Licht ein,
das über den Reikikanal nun aus Deinen geistigen Händen fließt.
Ihr beide seid in einer Lichtblase.
Sie wird heller und heller.
Dir ist nun bewußt, daß das, was dieser Mensch Dir wieder spiegelt, auch in Dir ist.
Dir war es bisher nur nicht bewußt.
Du hattest Dich vor langer Zeit, durch Erfahrungen, die Du gemacht hattest, von dieser Energie, die zu Dir gehört, getrennt.

Beobachte Deine Gefühle,
verändert sich da etwas?
Das Licht und die Erkenntnis,
transformieren die ablehnenden Gefühle.
Nach und nach harmonisiert sich alles zwischen Dir und diesem Menschen.
Beende die Übung.

*Indem ich meinen Schatten nach und nach annehme, werde ich wieder „heil".*

## Deinen Ängsten begegnen

Jeder Mensch trägt Ängste in sich. Der eine hat Angst vor Nähe, der andere hat vielleicht Angst vor seinen Gefühlen usw. Durch irgendein Erlebnis sind diese Ängste einmal entstanden.

Ängste können uns einschränken und unsere Lebensqualität ist nicht mehr die, die sie eigentlich sein könnte. Viel Lebensfreude geht dadurch verloren.

Wenn wir diesen Ängsten in uns immer wieder nachgeben, werden sie mit der Zeit immer mächtiger und es kann sogar soweit gehen, daß sie unser Leben bestimmen. Doch soweit muß es nicht kommen, wenn man sich seinen Ängsten stellt.

Wichtig ist, sich erst einmal seine Angst bewußt zu machen und sich diese auch einzugestehen. Es ist keine Schande, Angst zu haben. Indem Du Dir Deine Angst bewußt machst, und nicht mehr verdrängst, verliert sie ihre Macht über Dich.

Wovon hält diese Angst mich ab, was kann ich dadurch nicht leben? Das ist die Frage, auf die man versuchen sollte, eine Antwort zu bekommen.

## 1. Teil der Übung

Gehe für einige Minuten nach innen und entspanne Dich.
Welche Angst möchtest Du jetzt loslassen?
Mache sie Dir bewußt.
Fühle in Deinen Körper.
Wo sitzt diese Angst?
Wovon hält sie Dich ab?
Wie sieht Deine Angst aus?
Lasse vor Deinem inneren Auge ein Bild oder Symbol entstehen.
Beende die Übung, und komme mit Deiner Aufmerksamkeit in den Raum zurück.
Öffne die Augen.

## 2. Teil der Übung

Male Deine Angst als Symbol auf ein Blatt Papier. Schreibe alles auf, was Dir dazu noch einfällt.
Nachdem Dir nun alles, was diese Angst betrifft, bewußt ist, verbrenne das Blatt.
Das Blatt wird verbrannt.
(Transformieren, die Angst loslassen)

### 3. Teil der Übung

Gehe in die Entspannung.
Vor Deinem inneren Auge siehst Du Dich nun **das** ausführen,
wovon die Angst Dich bisher abgehalten hatte.
Lasse Bilder entstehen.
Du füllst Dich sehr gut dabei.
Fühle Sicherheit, Vertrauen und Mut in Dir.
Beende die Übung

**Wiederhole den 3. Teil der Übung täglich über einen längeren Zeitraum, bis sich der Erfolg einstellt.**

Du hast nun verschiedene Übungen kennengelernt. Suche Dir die Übungen aus, mit denen Du am besten zurechtkommst und Dich wohl und sicher fühlst. Praktiziere sie immer wieder, wenn Du das Gefühl hast, eine Sache ist abgeschlossen und nun kann was Neues kommen. So wird Dein Schatten nach und nach immer kleiner und Dein Bewußtsein dehnt sich aus.

# Reiki
# Der 3. Grad

## *Die Erde und ich sind Eins.*

*Mutter Erde,*
*vergib mir.*
*Viele Leben nahm ich teil an Deiner Zerstörung,*
*aus Habgier, Macht und Unwissenheit.*
*Vergib mir.*
*Mir wird bewußt, wie schön Du doch bist.*
*Ich liebe Dich.*
*Vergib mir.*
*Ein tiefer Schmerz und tiefe Trauer erreichen mich von Dir.*
*Obwohl ich all dies getan habe,*
*liebst Du mich.*
*Mein Herz ist so schwer.*
*Vergib mir.*
*Ab heute will ich den Himmel auf die Erde bringen,*
*daß verspreche ich Dir.*

## Die Entscheidung für den 3. Grad

Erst wenn der größte Teil der persönlichen Schattenarbeit abgeschlossen ist, solltest Du Dich in das Meistersymbol einweihen lassen, denn mit der Einweihung beginnt nach und nach die Arbeit für das Kollektiv. Es ist ein Weg des Dienens und der Liebe.
Die Ausbildung zum Reikilehrer beginnt. Sie sollte die Teilnahme von einigen Reikiseminaren beinhalten, bei denen Du lernst, Reiki anderen Menschen zu vermitteln.
Wichtige Themen der Ausbildung sind: Das Vermitteln von Reiki, Seminarleitung, Gesprächsführung, der Umgang mit Problemen, die kommen könnten und das Erlernen der Einweihungsrituale.

## Das 4. Symbol

Das 4. Symbol heißt Dai Komio. Es ist das Meistersymbol im Reiki und heißt übersetzt: **Großes leuchtendes Licht**. Es ist die Verbindung zum universellen Bewußtsein, zur Einheit, zur Quelle, aus der wir alle kommen.
Dai Komio ist ein Meditationssymbol und auch der Schlüssel für die Reikieinweihungen. Durch die Einweihung in das Symbol, wirst Du zum **Bindeglied** zwischen Himmel und Erde und hilfst so, andere Menschen wieder beständig mit der Quelle zu verbinden. Du wirst zum Werkzeug für die göttlichen Energien.

## Reikimeister
## Zum Meister der Lebensenergie

Mit der Einweihung in das Meistersymbol, beginnt ein neuer Lebensabschnitt, der mit vielen Lernschritten verbunden ist.
Es macht bei der Einweihung nicht „Peng", und Du bist ein erleuchteter Meister. Vielmehr wird ein Prozeß in Gang gesetzt, der, wenn Du Dich darauf einläßt, Dich zu Harmonie und Einklang mit der gesamten Schöpfung bringt. Doch das ist ein langer Weg und geht nur Schritt für Schritt.
Hilfreich auf diesem Weg ist Dir die tägliche Meditation mit dem DAI KOMIO, dem Meistersymbol.
Mit ihm verbindest Du Dich immer wieder mit **der Quelle allen Lebens** und kommst so mit der Kraft in Kontakt, die ich die „innewohnende Weisheit" der Lebensenergie nennen möchte.
**Sich in jedem Augenblick dieser Kraft anzuvertrauen**, sie durch Dich fließen und ausdrücken zu lassen, das ist Ziel dieses Weges. Das beste Beispiel dafür ist die Natur. Nur da, wo der Mensch eingreift, kommt es zur Disharmonie und Krankheit. Der Mensch beschneidet sich selbst wie einen Bonsaibaum und nimmt sich so viele Möglichkeiten, die Vielfalt des Lebens zu erfahren, was früher oder später zu Krebs führen kann.
Auf diesem Weg kommen viele neue Lernaufgaben auf Dich zu. Wichtig ist, loszulassen von allen **Vorstellungen, Bewertungen und Erwartungen**. Auch hilfst Du mit, „kollektive Knoten" zu lösen, damit die Lebensenergie wieder frei fließen kann.

## Die Rücknahme von Projektionen

Eine der Lernaufgaben die neu auf Dich zukommen ist, Projektionen zu erkennen und zurückzunehmen.
Täglich projizieren wir unsere Ängste, Talente, Vorstellungen auf andere Menschen. Dadurch sehen wir die Menschen und Situationen nicht so, wie sie wirklich sind. Das was wir sehen, ist gefärbt.
Beispiel: Du beobachtest, wie Dein Chef Deinen Kollegen zusammenstaucht und Du denkst bei Dir, daß es ihm jetzt schlecht geht. Du selber würdest Dich so fühlen und projizierst „Deins" auf ihn. Er selber lacht vielleicht und denkt, da rein, da raus.
Um eine Projektion zu erkennen, frage immer zuerst Dich selbst, „wie würde ich mich fühlen"?
Auch die offene Aussprache mit Deinen Mitmenschen ist eine große Hilfe, eine Projektion zu erkennen.

## Von Vorstellungen loslassen

Jeder Mensch hat unbewußt unzählige Vorstellungen in sich gespeichert. Viele davon hat er vom Kollektiv übernommen. Er hat Vorstellungen vom Leben, von Gott, von einem guten Vater oder einer guten Mutter, einem guten Menschen, von einem schönen Urlaub, einer Partnerschaft, wie man dieses oder jenes zu machen hat und auch von einem Reikimeister. Unbewußt versucht er, allen seinen inneren Vorstellungen zu entsprechen. Täglich müht er sich ab und folgt seinen in-

neren Impulsen, die von der Quelle stammen, aus der wir alle kommen, nicht mehr.
**Doch Vorstellungen sind eben „nur" Vorstellungen.** Eine Blume macht sich auch keine Vorstellung davon, wie sie mal aussehen wird und versucht nach dieser Vorstellung zu wachsen. Sie gibt sich vertrauensvoll ihrem Wachstumsprozeß hin, wie es von allein geschieht.
Welche Vorstellungen hast Du vom Leben, Gott, Partnerschaft usw.? Welche Vorstellungen versuchst Du zu leben? Wie sieht Deine Vorstellung von einem Reikimeister aus? Lasse von allen diesen Vorstellungen los. Lerne, in jedem Augenblick zu „Sein".

## Begleiterscheinungen in der Meditation mit dem Symbol

Es ist möglich, daß sich in der Meditation Lichterlebnisse einstellen. Das kann sich zum Beispiel so zeigen, daß es vor Deinem inneren Auge immer heller wird, als wenn die Sonne aufgeht. Wenn Du Dich für dieses Licht öffnest, strömt es über Deinen Scheitelchakra in Dich ein. Du fühlst es vielleicht als einen Schauer, ein Durchfluten von Energie bis in Deine Füße. Es erfüllt Dich bis in jede einzelne Zelle. Habe keine Angst vor solchen Erlebnissen. Es kommt immer nur soviel, wie Du verkraften kannst, wenn Du vorher um Schutz und Führung bittest.
Du kannst während der Meditation das Gefühl haben, mit allem „Eins" zu sein. Du spürst Deinen Körper nicht mehr, oder Du verläßt ihn.

Auch ist es möglich, daß Du Kontakt zu Deinem Schutzengel und Deinen geistigen Lehrern bekommst. Sie begleiten Dich seit Deiner Geburt, und sind immer für Dich da, um Dir mit Rat und Tat zur Seite zu stehen, soweit es möglich ist und Du Dich dafür öffnest.

Auch kann es sein, daß Du Deinen Todeszeitpunkt erfährst. Dieses geschieht aber erst, wenn Du reif dafür bist und es verkraften kannst. Doch halte daran nicht fest. Es ist „nur" eine große Wahrscheinlichkeit, wenn Du Dich so weiterentwickelst wie bisher.

Es kann sein, daß Du Erkenntnisse über Deine Mitmenschen bekommst (Mann, Frau usw). Dieses Wissen ist mit einer großen Verantwortung verbunden. Höre immer auf Deine innere Stimme, sie sagt Dir, ob Du darüber reden oder schweigen solltest. Wenn Du das Gefühl hast, reden ist angesagt, dann führe den Menschen im Gespräch dahin, daß er die Erkenntnis selbst ausspricht.
So nimmst Du keine Entscheidungen ab und führst den Menschen zu seiner Wahrheit und Selbstverantwortung.

Farben und Symbole können vor Deinem inneren Auge erscheinen. Doch das ist individuell. Diese können Botschaften für Dich sein.

Alle Erfahrungen, die ich hier angesprochen habe, können auch schon vor der Einweihung in das Meistersymbol gemacht werden. Jeder erlebt dies individuell, seiner Entwicklung entsprechend.

## Erkenntnisse durch das Meistersymbol

Immer öfter wirst Du einen Zustand von reinem Sein erfahren. Da ist kein Wollen und Kämpfen mehr, sondern Zufriedenheit, innere Stille und Frieden, frei von Bewertung und Ablehnung. Nach und nach wird Dein Handeln nur noch im Einklang mit den kosmischen Gesetzen sein. Du spürst tief in Dir, wie Du in Situationen handeln solltest.
Nach und nach wird Dir bewußt, daß wir alle miteinander verbunden sind und zu einer Einheit gehören.
So wie Dein Körper mit seinen vielen Zellen, wo jede ihren Platz und ihre Aufgabe hat, sind sie doch alle zusammen eine Einheit (Mikrokosmos - Makrokosmos). Wie oben so unten. Jede Handlung des Einzelnen wirkt sich auf das Ganze aus.
Wenn Du uns Menschen und unsere Handlungen ansiehst, erkennst Du, daß noch viel Bewußtseinsarbeit nötig ist.

## Lernaufgaben, die als Reikilehrer auf Dich zukommen

Die Arbeit für das Kollektiv beginnt. Denn erst wenn der größte Teil der persönlichen Schattenarbeit abgeschlossen ist, bist Du reif für diese Arbeit. Durch den Weg, den Du bisher gegangen bist, hast Du viel Weisheit erlangt und bist nun Wegweiser für viele andere. Nur der, der den Weg selber gegangen ist und noch geht, kann anderen Menschen auf ihrem Weg (den jeder selber gehen muß) helfen.

Achte immer darauf, daß Du Deine Wahrheit nicht zum Dogma machst. Sei weiterhin immer offen für neue Impulse. Was heute für Dich richtig ist, kann morgen schon wieder anders sein, weil sich mit Deiner Entwicklung Deine Wahrnehmung verändert (erweitert). Halte nicht an Deiner Wahrheit fest, da sonst kein Wachstum mehr stattfinden kann. Sei immer offen für gesunde Kritik. Vermittle es auch Deinen Schülern so.

Achte immer die Grenzen und den freien Willen eines Menschen, der zu Dir kommt. Alles sollte ohne Zwang geschehen.

Erzähle in den Seminaren auch von Deinem Weg und Deinen Erfahrungen, mit seinen Höhen und Tiefen. Indem Du Dich öffnest, entsteht eine vertrauensvolle Basis zwischen Dir und Deinen Schülern.

In Deiner Position hast Du auch mit dem Thema Macht zu tun. Setzt Deine Macht immer zum **Guten** ein. Achte darauf, niemals Deine Macht einzusetzen, um andere Menschen zu manipulieren. Bedenke, alles kommt auf Dich zurück.

Auch das Thema Geld kommt auf Dich zu. Wenn Du das erste Wochenendseminar gemacht hast, und von jedem Teilnehmer die Seminargebühr erhalten hast, fühlst Du auch eine Freude über das Geld. Das, was Du jetzt an einem Wochenende verdient hast, hast Du sonst vielleicht vorher in einem Monat mit viel Mühe verdient.

Trotz allem sollte die Intension Deiner Seminare **immer die Liebe** sein. Wenn Du mehr Geld verdienst, als Du brauchst, lasse das Geld dahin fließen, wo es fehlt.
(Kinder in Not, für Mutter Erde)

## Der Umgang mit Problemen die kommen können

Wenn Du als Lehrer tätig wirst, ist es möglich, daß Deine Schüler in Dir einen Führer sehen. Achte immer darauf, daß keine Abhängigkeiten entstehen. Führe Deine Schüler zur Selbstverantwortung, daß sie **frei** und **unabhängig** werden. Nehme ihnen zum Beispiel keine Entscheidungen ab.

Es kann sein, daß ein Schüler „**sein Bild**" von einem Meister auf Dich projiziert und dann, irgendwann, wenn er erwacht, enttäuscht ist, daß Du nicht seinem Bild entsprichst. Auch damit solltest Du klar kommen, ohne an Dir zu zweifeln.
Sei voller Mitgefühl für diesen Menschen da, wenn er es selbst noch möchte. Auch Du warst sicher schon in diesem Gefühl. Schicke ihm Licht und Liebe.

### Der Dauerredner

Recht häufig wirst Du in Gruppen erleben, daß eine Person dabei ist, die durch ununterbrochenes Reden die ganze Aufmerksamkeit auf sich zieht. Du hast dann vielleicht Schwierigkeiten, mit Deinem Programm weiterzukommen. Auch ist das auf Dauer nervend für die anderen Seminarteilnehmer.

Unterbreche die Person und weise freundlich darauf hin, daß die Zeit begrenzt ist und Du mit Deinem Programm sonst nicht durchkommst. Lenke die Gesprächsrunde, indem Du die anderen Teilnehmer ansprichst und ihnen so eine Brücke baust, auch zu Wort kommen zu können.

Sollte dieser Hinweis nicht den gewünschten Erfolg bringen, bitte den Dauerredner in einer Pause um ein Gespräch unter vier Augen. Bitte ihn um Verständnis, sich etwas zurückzunehmen, weil sonst die anderen Teilnehmer kaum zum Zuge kommen.

## Der Besserwisser

Auch kommt es mal vor, daß an einem Seminarwochenende eine Person dabei ist, die meint, immer alles besser zu wissen und egal, was Du sagst, immer dagegen redet, oder ergänzen will.

Weise diesen Menschen freundlich darauf hin, daß jeder Mensch immer nur seine Wahrheit, seinem Entwicklungsstand entsprechend weitergeben kann, und daß man immer offen sein sollte, für neue Informationen. Sage ihm: „Spüre bei allen neuen Informationen in Dich hinein, ob es zu Deiner Wahrheit paßt und nimm das an, was sich für Dich gut anfühlt. Den Rest lasse los. Was für mich richtig und wahr ist, muß für Dich noch lange nicht so sein." So wirkst Du auf ihn und die anderen nicht dogmatisch, was Du auch nicht sein solltest und der Besserwisser wird sich aus meiner Erfahrung mehr zurückhalten.

## Der ewig Jammernde

Er versucht die Aufmerksamkeit der Gruppe und des Leiters dadurch zu erlangen, indem er ununterbrochen davon redet, wie schlecht es im geht. Auch redet er ständig von Krankheiten und zieht so viel Energie von den anderen.
Weise den Jammernden freundlich darauf hin, daß er dadurch, daß er sich nur mit Krankheit und negativen Gedanken beschäftigt, seine Zukunft auch so ist. (Was Du denkst, das ist). In diesem Seminar erlernt er eine Technik, mit der er sich selbst etwas Gutes tun kann. Auch sollte er wieder mehr Verantwortung für sich übernehmen. Dadurch stärkt nach und nach wieder sein Selbstbewußtsein und er kommt wieder zu einem positiven Lebensgefühl.

## Der Helfer (Helfersyndrom)

Er fällt unter anderem dadurch auf, daß er ständig gute Ratschläge für die anderen Teilnehmer und auch für Dich parat hat und helfen will. So möchte er die Anerkennung der Gruppe und des Leiters bekommen. Das kann soweit führen, daß er unbewußt die Führung, die ja eigentlich Deine ist, in der Gruppe übernimmt.
Falls Dir so ein Helfer frühzeitig auffällt, weise darauf hin, daß die Zeit für das Seminar beschränkt ist und komme zum Thema Reiki zurück. Weise darauf hin, daß er den anderen Teilnehmern in den Pausen oder am Ende des Tags mit seinen Tips hilfreich zur Seite stehen kann, wenn diese es wünschen. Schenke allen dann die gleiche Aufmerksamkeit.

### Der Schweigende

Das Gegenteil vom Alleinunterhalter ist der Schweigende. Er verhält sich sehr ruhig und hört zu. Nur selten stellt er Fragen. Wenn Du ihn etwas fragst, kommen meist nur ganz knappe Antworten.
Übe keinen Druck auf den Schweigenden aus. Schenke ihm die gleiche Aufmerksamkeit wie den anderen.

## Tips zur Gruppenarbeit

Wenn Du einige Zeit als Lehrer tätig bist, taucht vielleicht der Wunsch in Dir auf, eine Reikigruppe zu gründen. Dadurch kommen neue Lernaufgaben auf Dich zu. Eine Gruppe auf längere Zeit zu leiten, verlangt viel Verantwortungsgefühl, Liebe, Gerechtigkeit und Hingabe von Dir. Überprüfe deshalb vorher, ob Du Dich dieser Aufgabe schon gewachsen fühlst.

Schenke jedem Gruppenmitglied die gleiche Aufmerksamkeit, da sonst Eifersucht aufkommen kann.

Es kann vorkommen, daß 2 Gruppenmitglieder sich nicht sympathisch sind und bei Dir anrufen, um über die andere Person negativ zu reden. Achte darauf, daß kein Klatsch entsteht. Weise auf die Spiegelfunktion hin. Auch sollten sie ein persönliches Gespräch mit dem Menschen suchen, den sie ablehnen. Meist führt dies zu neuen Erkenntnissen.

Weise gleich zum Anfang der Entstehung der Gruppe darauf hin, daß es Regeln gibt:
1. Schweigepflicht. Du kannst über Deine eigenen Erfahrungen bei Freunden reden. Was jemand anderes in der Gruppe erzählt, bleibt im Raum.
2. Jeder ist für sich selbst verantwortlich und achtet auf seine Grenzen. Er selbst entscheidet, wie weit er sich öffnen will und wie weit er sich auf Übungen einläßt.
3. Wenn einer erzählt, sollten die anderen zuhören und ihm die ganze Aufmerksamkeit schenken. Es sollten keine Zwischengespräche stattfinden, da das sehr störend ist.
4. Jede Person soll die Möglichkeit haben, sich mitzuteilen. Wenn eine Person die ganze Aufmerksamkeit für den ganzen Abend auf sich zieht, ist das Fließen der Energien nicht mehr in Harmonie. (Geben-Nehmen)

## Zur Ausbildung eines Reikilehrers

Bevor Du einen anderen Menschen zum Lehrer ausbildest, solltest Du genug eigene Erfahrungen als Lehrer gemacht haben. Sei Dir der großen Verantwortung bewußt, die Du hast, wenn Du jemandem den Lehrergrad gibst. Du gibst ihm die Position und Macht, die er dann hat.
Vertraue auf Deine Intuition und Deine geistigen Führer. Wenn Du ein ungutes Gefühl hast, bleibe Dir treu und rede ganz offen mit diesem Menschen. Vielleicht hat er noch einiges an sich aufzuarbeiten, was er für diese Tätigkeit braucht. Wenn er meint, er müsse zu jemand anderen gehen, dann lasse ihn gehen.

## **Makrokosmos**
Meditation

Stimme Dich auf Reiki und das Meistersymbol ein.
Gehe in die Entspannung......
Fülle Dich nun mit dem weißen Licht,
daß in Deinen Kopf einströmt,
weiter durch Deinen Hals in Deinen Brustkorb,
und weiter in beide Arme und Hände fließt,
fließt dann weiter in Deinen Bauch- und Beckenraum,
fließt weiter in Deine Beine und Füße.
Mit jedem Atemzug wirst Du nun immer heller und heller.
Du erinnerst, daß Du mehr bist als dieser Körper.
Lasse nun das Licht sich mit Deinem Bewußtsein
ausdehnen.
Über Deinen materiellen Körper hinaus,
immer weiter dehnt sich Dein Bewußtsein aus,
über diesen Raum,
die Stadt,
immer weiter wird Dein Bewußtsein.
Lasse los von dieser Erde.
Du siehst Planeten an Dir vorbeiziehen,
und Du erkennst, daß Du ein Teil der Schöpfung bist,
ohne Anfang, ohne Ende, ewig.
Fortwährender Wandel.
Unendliche Liebe breitet sich in Dir aus,
und Du erkennst, daß Du selbst die Liebe bist,
ja schon immer warst, und immer sein wirst.
Und Du weißt, daß diese Liebe, die Du selbst bist, von nun
an in Dein Erdenleben einfließt,
in jedem Moment,

für immer,
ewig.
Vor Deinem inneren Auge erscheint Mutter Erde.
Reise mit Deinem Bewußtsein zu ihr.
Sieh, wie schön sie doch ist.
Deine Liebe, die Du mitbringst, wird ihre Wunden heilen.
Wunden, die wir ihr über viele Leben zugefügt haben,
aus Habgier und Machtmißbrauch.
Doch von nun an wird die Liebe die treibende Kraft in
Deinem Leben sein, und Dich führen.
Richte nun Deine Aufmerksamkeit wieder auf Deinen
Körper,
und reise mit Deinem Bewußtsein ganz in ihn zurück und
spüre ihn.
Auch er ist ein Teil von Mutter Erde.
Beende.
Danke für Schutz, Führung und Heilung.

## **Ort der Stille**
Meditation

In jedem von uns ist ein heiliger Ort, der Ort der Stille. Wenn Du hier bist, wird Dein Ganzes Sein erfüllt von dieser Stille. Es ist eine Ebene, die in ihrer Schwingung so hoch und fein ist, daß der Verstand da keinen Zugang mehr hat.
Jeder Mensch hat sein Bild, von seinem heiligen Ort in sich. Bei dem einen ist der Ort vielleicht ganz aus Licht, der andere sieht vielleicht einen Altar, und hat das Gefühl in einer Kirche zu sein. Doch die Stille und das Gefühl, dem Schöpfer näher zu sein, haben alle gemeinsam.

Stimme Dich auf Reiki und das Meistersymbol ein.
Gehe in die Entspannung.......
Stelle Dir nun vor, Du atmest weißes Licht ein.
Es strömt ein in Deinen Körper.
Mit jedem Atemzug strömt weißes Licht,
in Deinen Kopf,
in Deinen Brustraum und Bauchraum,
und in die Arme und Beine.
**Wiederhole nun in Dir einige Male in Gedanken die Worte,**
**Ort der Stille...**
Vor Deinem Inneren Auge wird ein Bild sichtbar, von Deinem Ort der Stille.
Es ist ein heiliger Ort.
Immer klarer wird dieses Bild.
Trete ein in diesen Ort und spüre, wie die Stille sich in Dir ausbreitet.

Du füllst Dich ganz leicht.
Es gibt nur noch diese Stille.
Sie erfüllt Dein ganzes Sein, es ist nur noch Stille.
Verweile hier für einige Zeit.
Nimm nun Abschied von diesem Ort, und richte Dich nun Deine Aufmerksamkeit wieder ganz bewußt auf Deinen ganzen Körper.
Die Energie der Stille wird Dein Leben bereichern.

*Aus der Stille heraus schöpfst Du neue Kraft. Mutter Natur ist das beste Beispiel dafür.*

**Kontaktadresse**
Rita Weber
59077 Hamm
Jägerstr. 14
Tel. 02381/460153
E-Mail: Rita-Weber-Reiki@gmx.de

## Weiterführende Literatur

Andreas Dalberg   Der Weg zum wahren Reikimeister
Knaur-Verlag

Paula Horan   Die Reiki Kraft
Windpferd – Verlag

Walter Lübeck   Reiki Der Weg des Herzens
Windpferd – Verlag

Wolfgang Distel, Wolfgang Wellmann   Das Herz des Reiki
Goldmann – Verlag

Shalila Sharamon und Bodo J. Baginski   Das Chakra -Handbuch
Windpferd – Verlag

Ruediger Dahlke Krankheit als Symbol
C. Bertelsmann

Bernd Weidemann, „Erfolgreich Kurse und Seminare-
Professionelles Lernen mit Erwachsenen"
Beltz - Verlag 1995

Eckart Warnecke Reiki Der zweite Grad
Peter Erd Verlag

Margit u. Ruediger Dalke Meditationsführer
Schirner Verlag